三浦半島の医療史

国公立病院の源流をたどる

金川英雄

青弓社

三浦半島の医療史——国公立病院の源流をたどる

目次

装丁――斉藤よしのぶ

まえがき

一滴なめれば海水は塩辛いとわかる。地中深くまで掘ってサンプルを取れば、地球全体の構造がわかる。歴史をひもとけば、現代が見える。

官公立病院の大きな問題点は、成り立ちにいくつかの流れがあり、戦争が関与した個別の目的があったため、現在の人々の生活と時流に合ってはいないことである。

一九四五年まで陸軍病院や海軍病院のほかに、造船所や軍需工場に付属して多数の病院が作られた。敗戦でそれらの病院が旧国立病院や共済病院などの官公立病院になったが、軍事上の拠点に作られていたので、必ずしも現在の人口密集地帯にあったわけではなかった。

また高度経済成長期、北海道や九州の炭鉱に多数の労災病院ができたが、それも同様である。中小労災病院は炭鉱の閉鎖と運命をともにした。

太平洋戦争まで、軍都といわれるところがあまたあり、軍港特有の医療問題があった。軍港には海軍病院や陸軍病院、軍需工場の病院が多数作られて戦後は過剰になったが、神奈川県横須賀市はその典型である。だがそのおかげで戦後民間に転用され、日本の医療は充実した。

パスポート所持が必要なアメリカ軍施設として、横須賀アメリカ海軍病院(1)がある。ここを見学した。患者は少なく閑散としていたが、多数の手術が可能な外科病院だ。この病院には特殊な点が二つあった。一つは、看護師は男性が多かったことだ。日本も日清・日露戦争までは戦場に女性を送る発想がなく、看護婦のほかに看護人という男性だけの看護資格があった。戦争が総力戦になると看護人は消えた。

横須賀アメリカ海軍病院のもう一つの特殊な点は、朝鮮戦争時と同じくアジアの戦時体制に備えた基幹病院だということだ。見学の最後に、向こうに見えるのが精神科病院だと説明があった。戦前の陸・海軍病院でも精神病とPTSD(心的外傷後ストレス障害。以下、PTSDと略記)に悩まされ、このような構造になったのだろう。ちなみに、戦後すべての病院を手放したために、自衛隊は病院を新たに作らなければならなかった。

横須賀には大型空母のドックもあり、アメリカ軍はそれを戦争後に使用するために、戦争中に大規模空襲はしなかった。広島や長崎にも何回か現地調査にいったが、原爆は湾岸施設ではなく内陸部を狙ったのがよくわかった。そのため現在でも長崎では造船工場が健在である。

広島を歩いて回ると、爆心地近くに数千人規模の陸軍病院群があり、空襲の標的だったことがわかる。本土決戦時にアメリカにとって障害になる戦闘経験がある兵士と医師、看護師が一瞬で消えた。

本書は三浦半島を巡り、当時の一次資料を集めて構成した半島の医療史である。だがその目的は単なる地方史ではなく、日本全体の官公立病院の歴史とその社会的な背景をあぶり出すことである。

そのため必要に応じて、重要な軍港だった長崎や舞鶴にもふれる。船員保護のための掖済《えきさい》会病院や共済病院、民間のための済生会病院、慈恵病院、赤十字病院などについても記した。敵味方の区別なくけが人を看護するのがナイチンゲールの理念だが、日本の赤十字にはそのような逸話が乏しい。

明治時代から昭和初期(一八六〇年代末から一九四〇年代)、日本は台湾、朝鮮半島、満州(現在の中国北東部)に病院を建設した。それらはいまでもそれぞれの地方の基幹病院として存続している。日本は結果的にではあれ、東アジアの病院の土台を作った。

戦国時代のカトリックの宣教師たちも、医療が大きな武器だった。明治初期に、日本に多数の宣教医師がきたが、すぐに朝鮮半島と中国に渡っていった。日本の医療水準が急激に向上したからである。その後、宣教師は日本では教育に力を入れ、暁星学園など多数のミッションスクールができた。

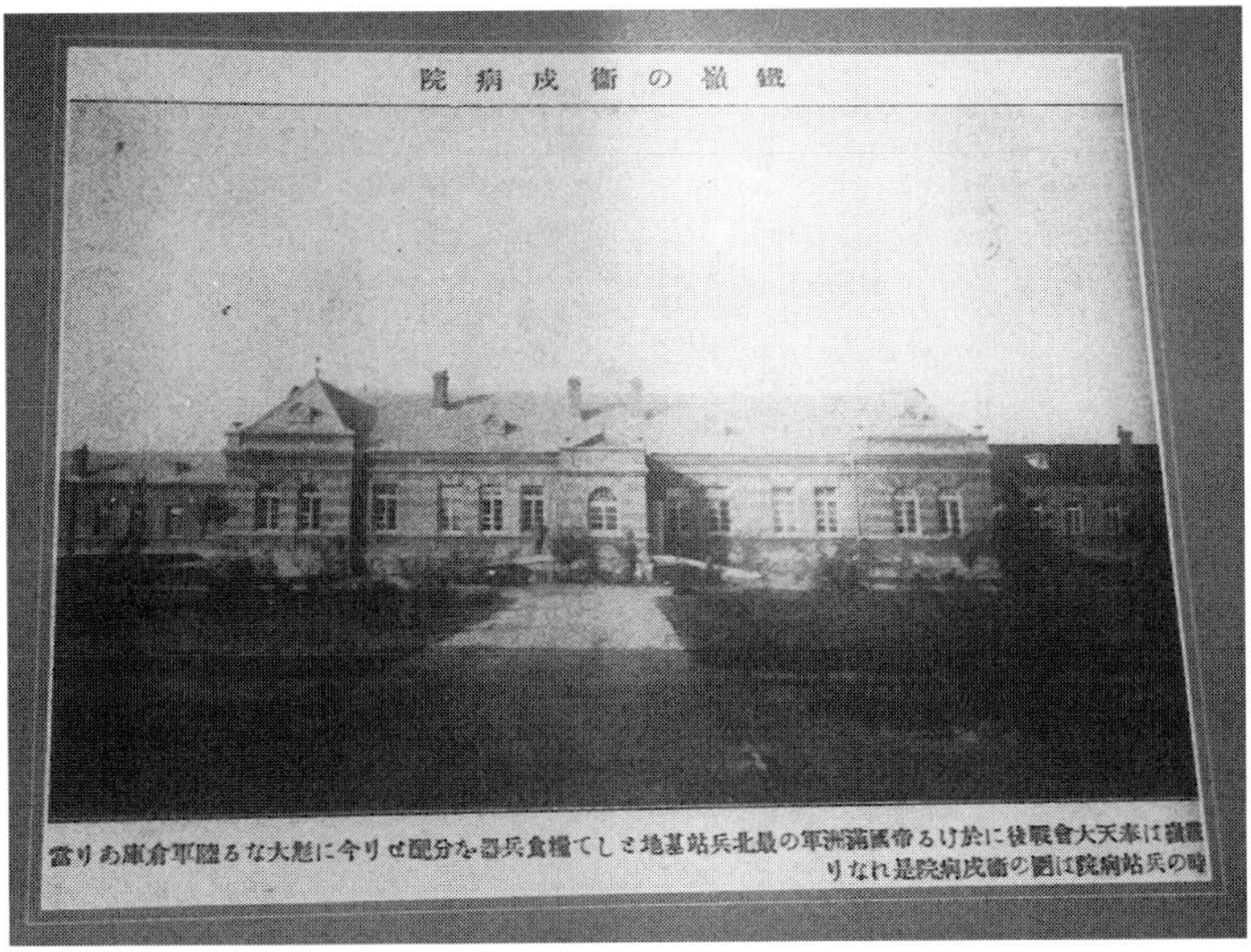

写真1　鉄嶺陸軍病院の様子（鉄嶺博物館蔵）

調査で鉄嶺《てつれい》博物館を訪れたことがある。[2]廊下に鉄嶺陸軍病院を含む戦前の街の写真が飾ってあった。鉄嶺陸軍病院には、約八十五・八平方メートル（約二十六坪）の精神病室[3]が一九〇八年六月に作られた。また、二五年、大連に東洋一の旧満鉄病院である大連医院[4]が開院した。多数の人々の努力によって、日本とアジアの医療は作られたのだ。

*

本書は「横須賀市医師会報」の連載をもとに一冊にまとめたものである。応援していただいた会長をはじめとする横須賀医師会のみなさま、髙宮光先生、阿瀬川孝治先生と青弓社の矢野未知生氏に感謝します。

また、歴史事実の再構築の手法を、同行しながら学んだ滋賀県立大学東アジア史の田中俊明名誉教授に感謝します。

注

（1）横須賀アメリカ海軍病院：神奈川県横須賀市稲岡町八二番
（2）調査日は二〇一九年七月十日。一一二〇〇三、中国鉄嶺市清河区文化路八八号
（3）精神病室：呉秀三『［現代語訳］わが国における精神病に関する最近の施設』（金川英雄訳・解説、青弓社、二〇一五年、一八二ページ）によれば、一九一二年当時、旧満州中国東北地方にはロシアから引き渡された旅順陸軍病院と日本が建設した鉄嶺陸軍病院の二つがあった。精神病室は現在の保護室がいくつか並んだもの。
（4）大連医院：西澤泰彦『図説「満州」都市物語――ハルビン・大連・瀋陽・長春 増補改訂版』（ふくろうの本）、河出書房新社、二〇〇六年、六四ページ。現在は大連大学付属中山病院になっている。遼寧省大連市中山区解放街六

芥川龍之介「蜜柑」

裏口退院という言葉がある。「あの病院に入院すると、裏口から退院だからね」などと近所で噂される。ところが横須賀市立うわまち病院(1)には、裏口退院がない。

理由は簡単、裏口がないからだ。病院全体が高い土手に囲まれている(写真2)。市立うわまち病院の源流は、横須賀衛戍《えいじゅ》病院だ。衛戍とは明治期に、陸軍の軍隊が配備駐屯することを指した。そこを衛戍地と称し、衛戍監獄、衛戍司令官などとして使った。

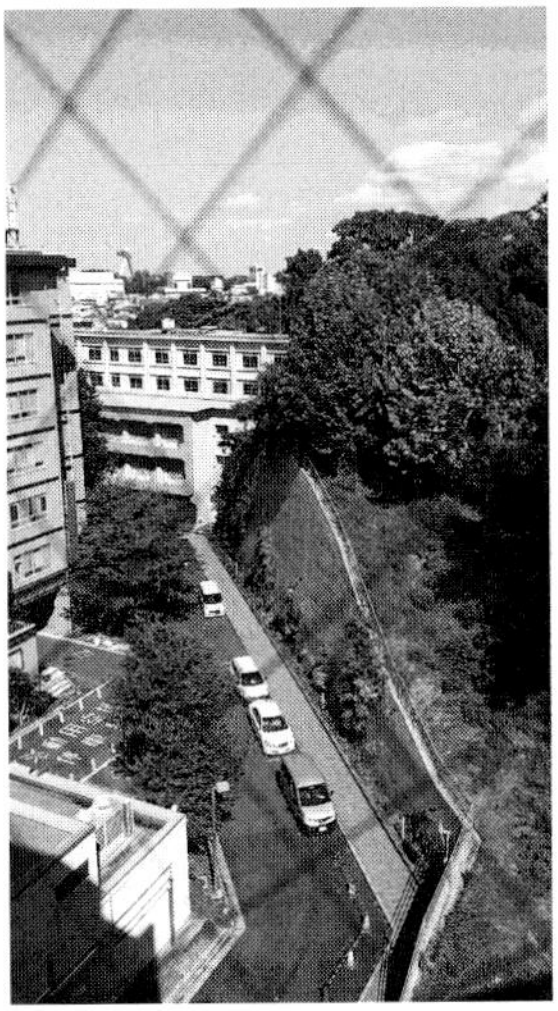

写真2　うわまち病院の土手。金網越しに見る土手、左は病棟、正面は看護学校（筆者撮影）

『衛戍条例衛戍服務規則』(2)(図1)は、細かい規則を定めている。この本の「まえがき」の日付が一八九一年一月三十日となっているので、この頃衛戍の基本形ができたようだ。写真にあるとおりに、九五年と九六年に改訂されたとある。

病院は横須賀市不入斗《いりやまず》町の現在のはまゆう公園(3)の場所に一八九一年にできた。そこに衛戍地、陸軍の駐屯

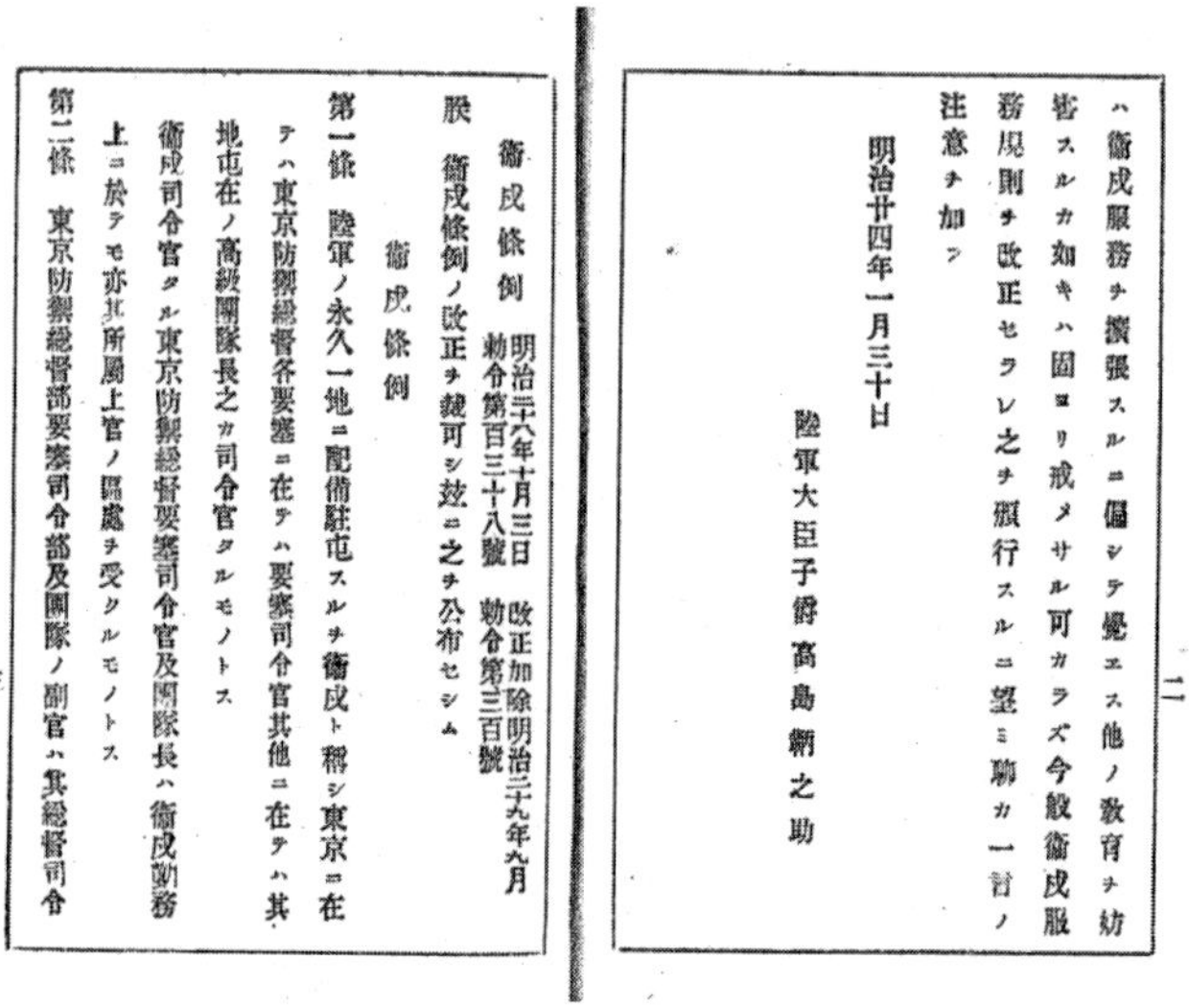

図1 衛戍条例衛戍服務規則
（出典：『衛戍条例衛戍服務規則』金居堂、1900年、2―3ページ）

地があったからだ。それが戦後、要塞司令部があった現在の場所に移った。もともと要塞だったので、周囲が土手に囲まれて裏口がない。

要塞だった痕跡は、上町商店街から病院への道路にもうかがえる。大変狭く一直線になっていて、車がすれ違うことができない。わざとだと思われるが、病院の端の藤棚がある休憩所に機関銃などを設置すれば、敵が上町商店街のほうから突入するのは難しい。その道と直角にあるのは旧道と思われるが、そこも細い。

一八九〇年に市立うわまち病院の現在地、要塞砲兵連隊に医務室ができ、九一年に、はまゆう公園の地に衛戍病院ができ移転した。九一年十二月には精神病室もできた。わが軍に弱卒、つまり弱い兵隊はいないと豪語していた陸軍も、新兵の好発年齢である統合失調症の発症とPTSDには悩まされていた。PTSDは強烈なショック体験、精神的ストレスで強い恐怖を感じるもので、当時は戦争神経症と呼ばれていた。そのためすべての衛戍病院に精神病室が置かれた。長期に入院させるためではなく、一時的に保護するだけなので「病室」と呼ばれた。長引くときは、専門病院に移していたからだ。

これに先立つ一八八九年六月十二日に横須賀線は開通した。これは要塞司令部、さらに衛戍病院の設立と関係がある。八六年六月、陸軍大臣・大山巌、海軍大臣・西郷従道は総理大臣・伊藤博文[4]に、横須賀線の開設を求めた。建設中の東海道線の予算から四十万円を流用して、戸塚停車場の西方、大船村から鎌倉、田浦、横須賀へと最短距離を選んで鉄道を敷いた。大船—横須賀間の駅は鎌倉と逗子の二駅だけだった。

田浦駅が一九〇四年に開設されると、横須賀と浦郷間は、その途中にある十三峠を越えなくてもすむようになった。田浦には現在も自衛隊が駐屯する。横須賀線の敷設は軍事目的が優先だった。

東京から電車に乗ると、金沢文庫駅を過ぎて金沢八景駅から山が険しくなる。だから風光明媚で金沢八景と呼ばれ、浮世絵にも残る。それらを見ると山が海に迫っているのがよくわかる。ＪＲ横須賀駅も目の前に港があるが、最初は海軍用地だった。

当時の横須賀線をよく描写している短篇小説に、芥川龍之介の「蜜柑《みかん》」（一九一九年）がある。彼は一九一六年十二月から一八年三月まで横須賀海軍機関学校の英語の嘱託教師をした。横須賀市内汐入五百八十（現・汐入町三丁目一番地）に下宿したが、塚本文との結婚で鎌倉に再び移った[5]。

この小説は次のような内容だ。東京に奉公にいく少女が慌ただしく乗り込んできて、汽車の窓を開ける。そのためトンネル内で芥川は煤煙を浴びたり、ひどい目に遭う。だが最初のトンネルを抜けた踏切に、見送りにきていた三人の弟たちがいて、娘は五、六個のミカンを投げてその労に報いる。その一瞬の兄弟愛の光を描き出した短篇である。

だが、少し不思議な物語でもある。少女は横須賀駅より東京側に住んでいるのだが、東京とは反対側の横須賀までできて、汽車に乗り込んでいる。そのため弟たちの見送りを受けたのだ。ミカンは駅にくる途中で買ったのだろう。少女の家は京浜急行で横須賀駅から東京にいく途中にあり、いまなら安針塚駅で乗るだろう。

しかし、横須賀線は軍隊のための電車だったので、途中駅が少なかった。そのためにいったん横須賀駅まで下ったほうが早く、この話ができた。

ほかにも客車の座席が向かい合わせの四人掛けだったことや、横須賀線はトンネルが多く、トンネルに挟まれた平地が屋根に埋め尽くされていたこと、それは昔から狭い土地に多数の家があり、そこに陸軍・海軍基地ができて、人が集まり発展していったこと――など当時の様子もよくわかる。

「蜜柑」を読んで、もう一つわかったことがある。夜間譫妄《せんもう》を起こす、ある女性入院患者を筆者は診察したことがある。認知症もあったが、彼女は東京・山の手の海軍将校の家に少女の頃女中奉公した話を繰り返した。若夫婦には子どもがなく、かわいがられたようだ。三浦半島からの奉公の先は、軍関係者が多かったのではないか。軍関係のつてを頼って地元に声がかかる。父や兄弟が海軍造船所や工場に勤めていれば、奉公先に信用があった。

京浜急行安針塚駅は、一九三四年十月一日に軍需部前駅として開業したが、軍施設の所在を明らかにしてしまうという理由で、四〇年十月一日に徳川家康に仕えた外国人の三浦按針（ウィリアム・アダムス）にちなみ安針塚駅になった。

横須賀市吉倉町の吉倉公園に「蜜柑」の文学碑がある。「蜜柑」は、芥川龍之介の人生を示唆するような一節で締めくくられている。

「言いようのない疲労と倦怠とを、そうしてまた不可解な、下等な、退屈な人生をわずかに忘れる事が出来たのである」

注

(1) 横須賀市立うわまち病院：神奈川県横須賀市上町二丁目三六番地
(2)『衛戍条例衛戍服務規則』金居堂、一九〇〇年
(3) はまゆう公園：京浜急行横須賀中央駅から徒歩十五分。神奈川県横須賀市不入斗町四丁目二五番
(4) 伊藤博文：一八四一年十月十六日生まれ、一九〇九年十月二十六日没。
(5) 横須賀市ウェブサイト：横須賀市「芥川龍之介文学碑」(https://www.city.yokosuka.kanagawa.jp/2120/g_info/l100004003.html)［二〇一九年五月二十九日アクセス］

軍港病院の特殊性、大横須賀へ

救急車のたらい回し問題が三浦半島にはない。その背景には、本書の最後にふれる横須賀市救急医療センターのほかに横須賀市、呉市、佐世保市、舞鶴市、長崎市[1]など軍港だった都市の病院の特殊性がある。その特殊性とは何か、以下で四点、紹介しよう。

第一に軍港には海軍が大病院を目的別に作った。軍港を守るために駐屯して警備するので陸軍も病院を作り、大病院が多数ある。横須賀中心部には大病院が四つあり、その成り立ちをたどると、横須賀共済病院は造船所、海軍工廠《こうしょう》で働く人のための病院、市立うわまち病院は元陸軍病院、聖ヨゼフ病院は海軍将校のための病院だった。そして元海軍病院は、現在では地元でベースと呼ぶアメリカ軍基地のなかに、アメリカ軍病院となって存在する。工廠とは、艦船、航空機、各種兵器、弾薬などを開発・製造する海軍直営工場のことである。

軍港の現地調査で長崎にいったときに、一八九七年十月に、造船所の付属病院として開設された三菱長崎病院の前を通った。ここは企業が設立したので民間である。造船所や軍需工場は事故やけがが多かったようだ。

第二に中小の民間病院が少ない。そのような民間病院は、東京から金沢文庫駅を過ぎるとなくなる。資金が豊富な大病院が多数あり、民間病院は育たなかったのだ。

第三に、どこも居住人口が低下し、病院が多すぎるという問題がある。

第四に周囲の自治体が新たに病院を建設する傾向があり、人口に対してさらにベッド数が過剰になる。

以上の特殊性について一つひとつみていくが、まず軍港とは何かというところから始めよう。日本では一八八六年の海軍条例で、日本沿岸の海面を五海軍区に分け、それぞれを守る軍港が設置された。

一九〇三年に五軍港は四軍港になったが、横須賀は常に第一海軍区で、関東を中心にした首都防衛最大の要だった。定義によれば軍港とは、海軍作戦の根拠地で、艦隊がそこから進攻し、かつ終始人員の供給と軍需品の供給・修理が可能な能力を備えた港をいう。港の周辺には、「軍港要港規則」によって多数の制限が定められた。戦前は見晴らしがいいところではあるが、軍港を写真やスケッチすることはできなかった。現在でも外国にいって、港で同様の注意を受けることがある。

引頭文博の『軍港と名勝史蹟』(2) に当時の横須賀の地図（図2）が載っている。この本では海軍区は三つになっている。横須賀市内で発行されたこの本は、関東大震災の傷跡から復興した喜びが行間にあふれ、ひと言でいうと横須賀の街のガイドブックになっている。引頭が書いた本はこれ一冊だが、国立古文書館のマイクロフィルムに多数その名前が載っている。横須賀市出身の役人だったようだ。

当時すでに戦艦三笠が係留され、横須賀自体が観光地だったことがわかる。本文を読むと、一九三三年に横須賀は衣笠村、田浦町と合併したので、出版はそれがきっかけだったようだ。市内観光地の一つに要塞司令部があるので、人々は市立うわまち病院の場所まできて、土手に囲まれた内部をのぞき見た。本を読んで気がついたが、病院周囲の土手の厚さは海からの艦砲射撃も念頭に置いていたのかもしれない。

この本に歌が載っていて、当時の雰囲気を凝縮している。

一、東京湾の門戸なす　わが横須賀の港こそ

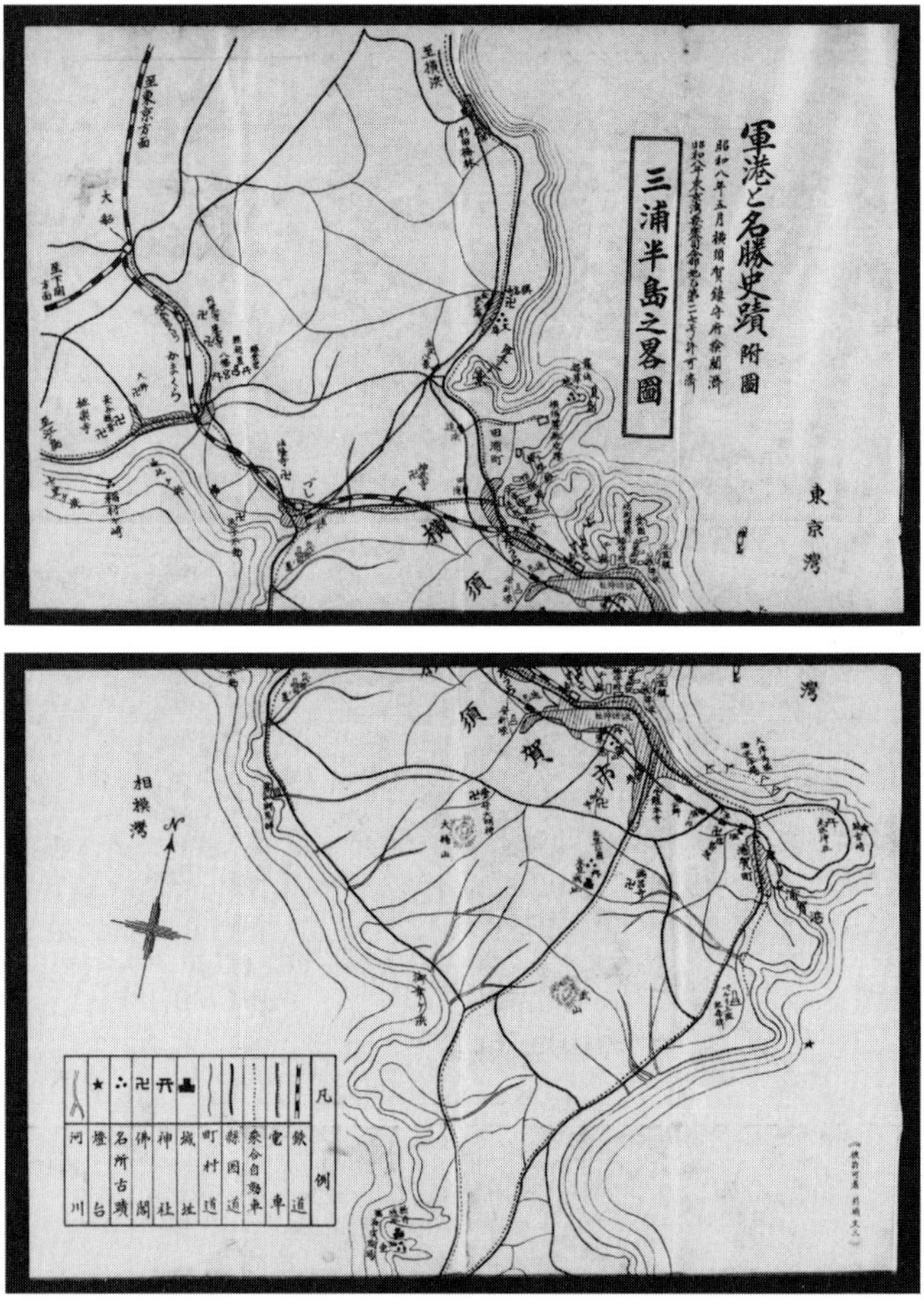

図2　1933年の横須賀。「軍港と名勝史蹟付図」

帝国一の要塞地　東洋無比の大軍港
二、浦に苫屋《とまや》に網干しし　磯はいつしか大都会
槌《つち》の音高き工廠《こうしょう》に　巨艦建造絶え間なし
三、開港ここに七十年　昔をよそに大軍港
いざや唱えん諸声《もろごえ》に　わが大横須賀の万歳《ばんざい》を(3)

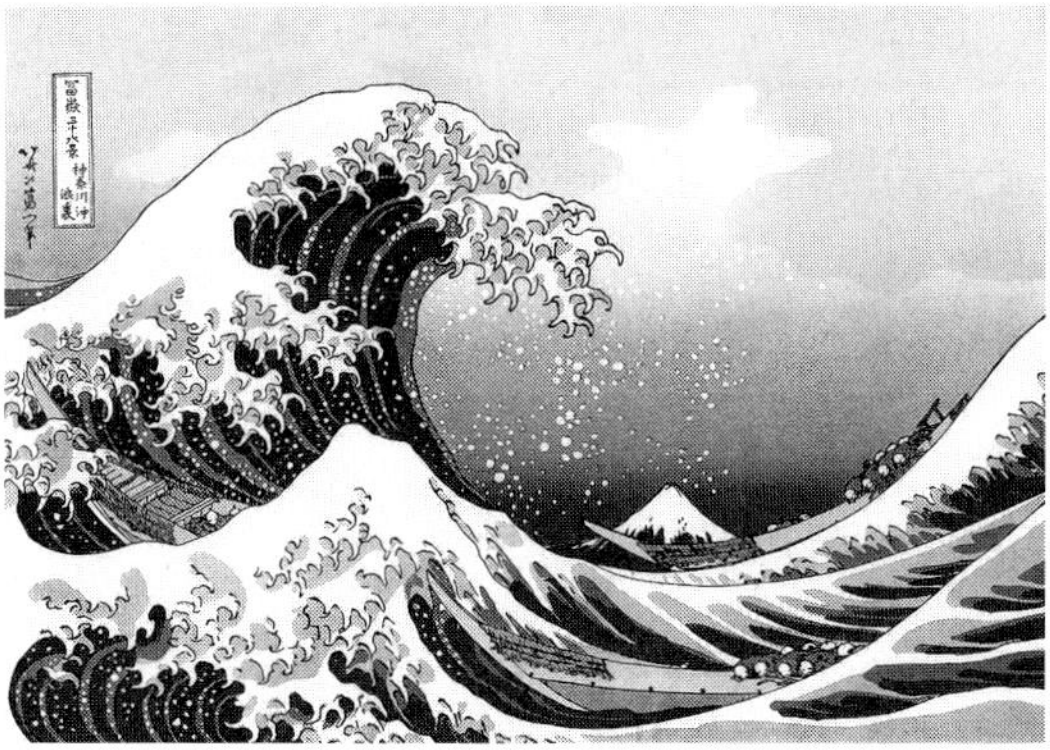

図3　葛飾北斎『神奈川沖浪裏』
（出典：「Wikipedia」〔https://ja.wikipedia.org/wiki/%E3%83%95%E3%82%A1%E3%82%A4%E3%83%AB:The_Great_Wave_off_Kanagawa.jpg〕［2019年5月29日アクセス］）

苫屋とは苫《むしろ》で屋根を葺《ふ》いた粗末な小屋を指す。諸声は互いに声を合わせること。中国の歴史ドラマでは、皇帝をたたえるときは万歳と言い、王子などをたたえるときは千歳《せんざい》と言っている。それが日本に入り千歳《ちとせ》という、縁起がいい意味に変わったのかもしれない。

横浜と同じく横須賀は、半農半漁の寒村が大いに発展したところである。隣の横浜の発展を調べてみると、京浜急行は品川宿の脇を通り抜け、横浜までは東海道に並行している。東海道は三浦半島の根元部分で山越えをして保土ヶ谷、戸塚、藤沢に通り抜ける。

いまは寂れたが、横浜の隣、神奈川駅の前に港があり、そこが古くから栄えていた。葛飾北斎の『富嶽三十六景』（図3）にも『神奈川沖浪裏《なみうら》』という絵がある。

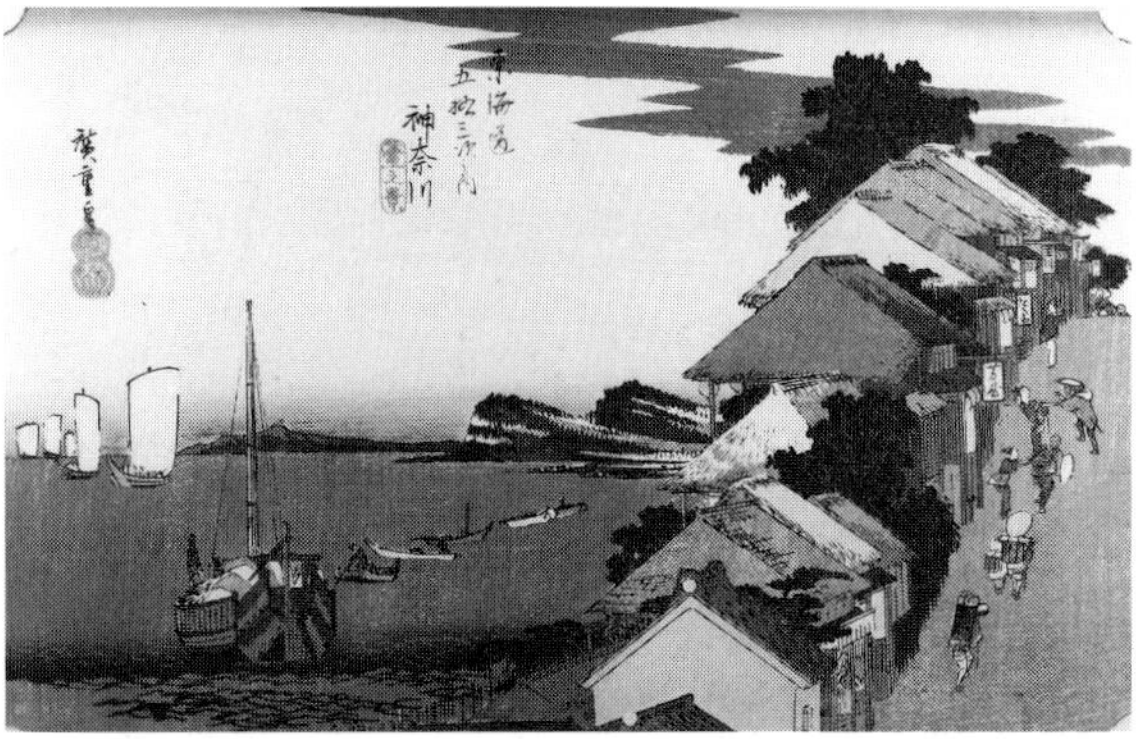

図4 『東海道五十三次神奈川宿』「保永堂版」
(出典：「浮世絵でみる東海道の古今 沼津宿」〔http://www.tokaidou.jp/hoeidoubann-kanagawa.html〕［2019年5月29日アクセス］)

一八五八年、神奈川港沖に停泊していたポーハタン号で、日米修好通商条約が締結された。このときに、にぎわっていた神奈川港を諸外国に開港すると定めた。だが東海道を通行する日本人と外国人の摩擦を避けるために、対岸にある寒村・横浜村に外国人用の施設を作って開港した。これが現在の横浜で、外国人には横浜は神奈川港の一部と説明した。

東海道を歩くと、神奈川港から道は高台に上っていき、京浜急行と分かれる。品川、川崎に続く神奈川宿の坂道には、坂本竜馬の妻おりょう[4]が勤めていた料亭田中屋も現存する。田中屋のウェブサイトによると、広重の『東海道五十三次神奈川宿』(図4)、坂の上から三つ目の看板「さくらや」が前身である。崖下の海は埋め立てられ、現在は横浜の街が広がっている。おりょうは竜馬の死後落ちぶれて、横浜を経て横須賀にたどり着いた。人生の後半三十三年間を過ごし、墓が横須賀市大津の信楽寺[5]にあり、毎年秋におりょうさんまつりが開かれる。

軍港だった横須賀市の病院の特殊性の話に戻ろう。その二点目だが、金沢文庫から半島の先端側は、軍関係の大病院が多く中小の民間病院が育たなかった。横浜から金沢文庫までは平坦で、近郊は住宅街になっている。そのため金沢文庫には、京浜急行の広大な車両基地[6]があり、品川行きは電車がそこで四両増結される。金沢文庫から先端側は山が急に多くなり、地域文化がここで二分される。ここから半島先端部は横須賀軍港文化で民間病院が途絶える。地形の変化は横浜横須賀道路を走ってもわかる。山間部となり車は少なく、横須賀から都心まではほかに比べて高速料金が高額である。推測だが、横須賀の部隊を東京にすばやく送るための道路とも思える。

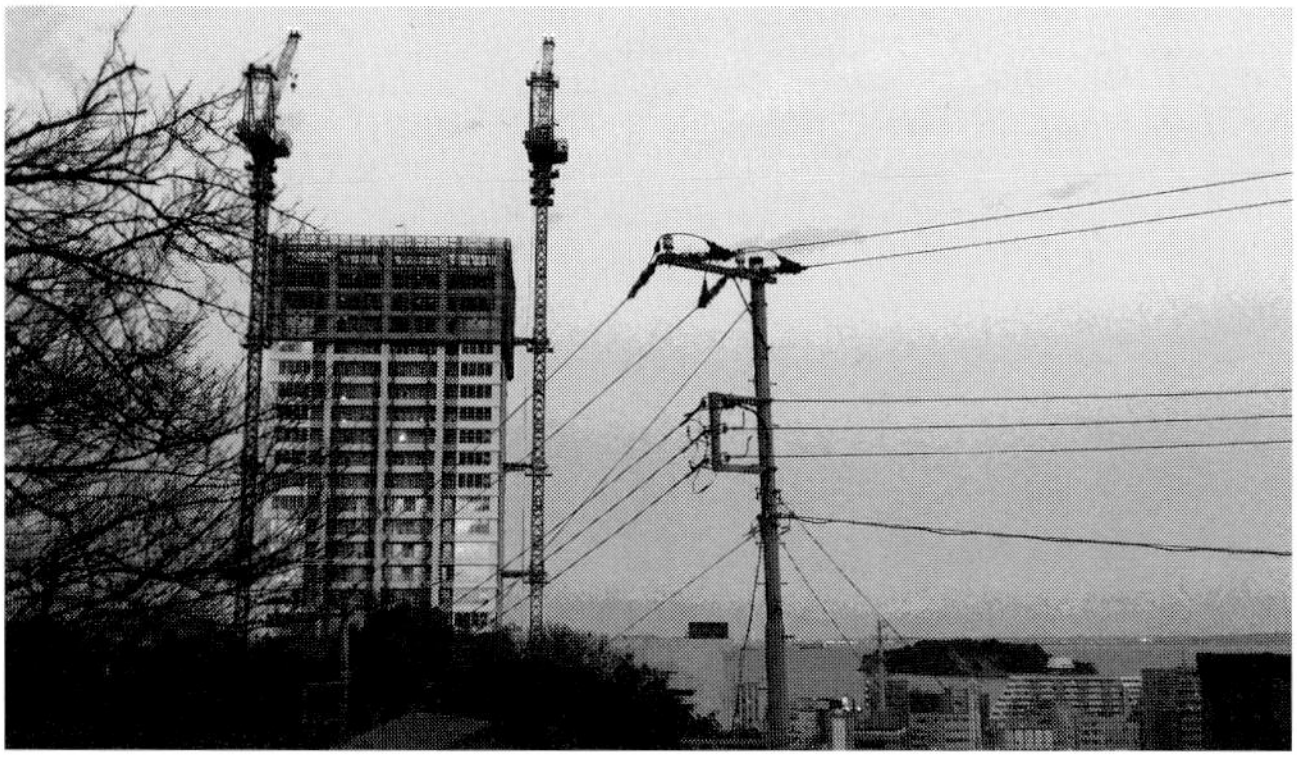

写真3　汐入からみたマンションと海（筆者撮影）

三点目に、旧軍港全体に居住人口の減少という問題が横たわっている。もちろん日本全国共通の問題だが、軍港は背後の山が海に迫り急激に深く落ち込んでいる。そのぶん大型艦船は停泊可能だが、坂が多い。横須賀だけではない。典型は長崎で、住居やホテルが山肌に延び、そのため夜景が有名だ。

横須賀市の谷戸地区は、谷が入り組む地域に開発された住宅地だ。谷戸とは本来、行き止まりの谷を指し、千葉など関東に広がる地形である。軍港になって人口が急増して、埋め立て地と谷の上、丘に住居は延びた。試みに、空き家率が高い汐入町五丁目（稲荷谷戸）を歩いてみたが[7]、階段上の尾根沿いに細い道がくねくねと続き、遠くにマンションが見えるが普通のビルの十階、二十階と同じ高さだ（写真3）。アパートの賃料はかなり安く特典もあるが階段数は二百段で、学生でも住むにはつらい。

人口が増加している藤沢と横須賀は東京からの距離が同じなので、人口減少の打開策はあるという意見もあるが、京浜急行には大きな弱点がある。トンネルが多く、横に線路を増やせないのだ。東海道

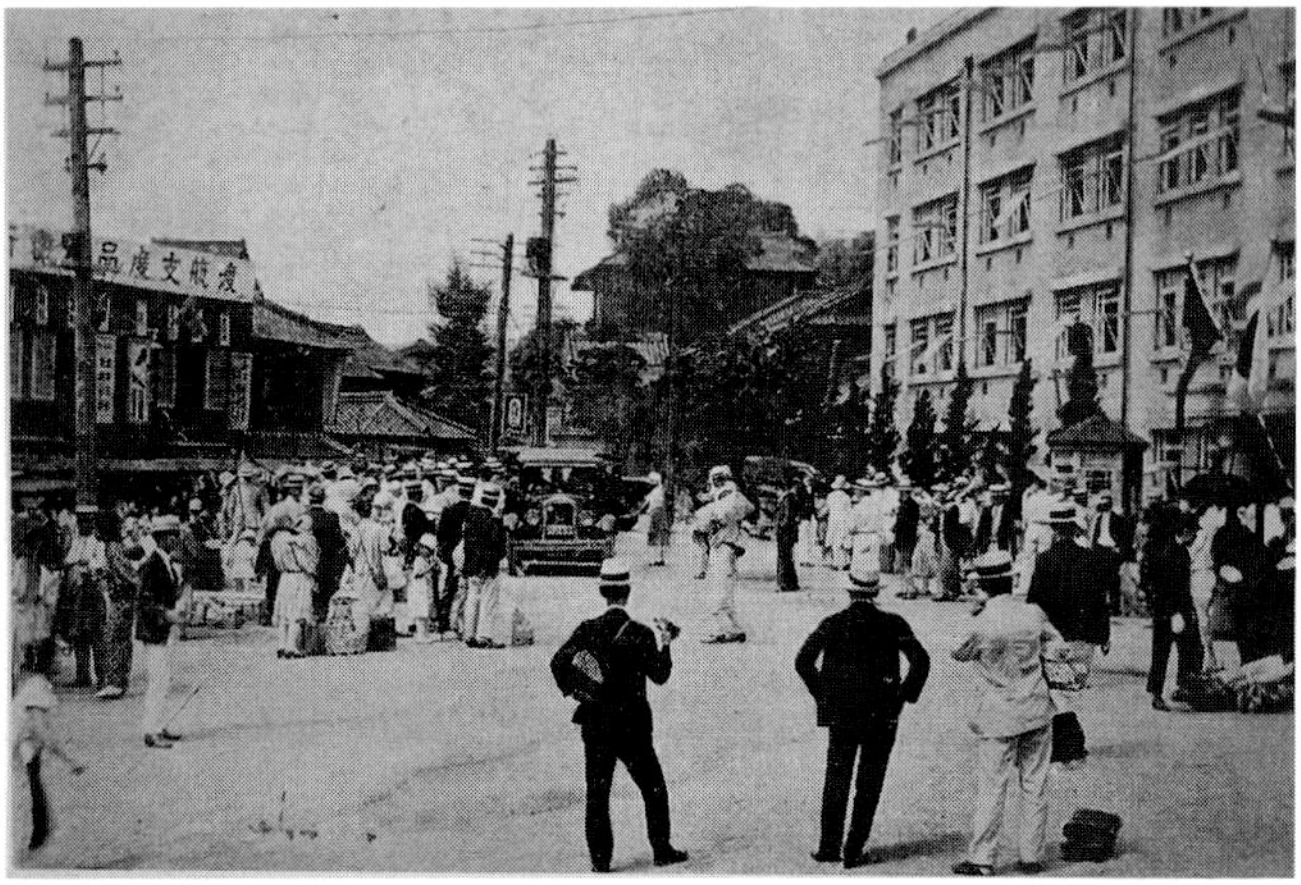

写真4　国立神戸移民収容所、1928年8月

や中央高速のような大きな山なら、もう一本横にトンネルを掘ることもできるが、それほどの山ではない。

最後に周囲の自治体の病院建設が、軍港の患者分散に拍車をかけている。横須賀でいうと三浦市民病院がそれに当たる。

軍港病院の特殊性に興味をもったので、二〇一四年に長崎市に二回ほど調査にいった。比較すると長崎市も大病院が多いが、生い立ちが異なる。まず松が枝国際観光船埠頭そばに、長崎みなとメディカルセンター市民病院がある。源流は「移住教養所」で、一九四一年十二月に太平洋戦争が勃発したため小倉陸軍病院分院になった。教養所とは聞き慣れない言葉だが、施設としては神戸移住教養所が有名である。二八年設置の国立移民収容所がもとで、南米移住者が渡航前にそこで研修する（写真4）。写真の向かいの店の看板には「渡航支度品」の字が見える。

「移民収容所」という名称が時代と合わず、一九三二年に神戸移住教養所と改称された。芥川賞第一号の石川達三『蒼氓《そうぼう》』(8)はここが舞台になっている。その後、占領地へいく軍属を養成する大東亜要員錬成所になった。長崎の教養所は最終的に陸軍病院になったが、記録を調べると戦争末期、本土決戦用に精神科病院が陸軍病院に転用されたケースがいくつかある。普通の総合病院から一般市民を追い出すわけにはいかないと考えられたためで、ここも同様だろう。

小倉陸軍病院分院は、敗戦によってアメリカが接収し、長崎慈恵病院になり、長崎中央病院、長崎市立市民病院になって現在に至る。ほかに長崎掖済会病院がある。私が生まれ育った場所にも掖済会病院があったがなくなった。船員保護が目的で、掖済は病む人の脇に手を添えて救い導くという意味だ。一八八〇年八月、日本海員掖済会創立、一九〇二年十一月、長崎海員病院開設とある[9]。

三菱重工業の三菱長崎病院は一八九七年十月に設立され、長崎造船所も軍艦を多数作っていたので、横須賀共済病院と同じ役割を担った。済生会長崎病院は、一九三八年九月に開設した。国立病院機構長崎病院は五一年十一月一日に国立療養所長崎病院として開設したようだが、その前は判然としない。街を見下ろす高台には、長崎大学附属病院がある。

ＮＴＴ西日本長崎病院は、一九三〇年八月十一日、熊本逓信病院長崎支所として紺屋町に開設。民間に譲渡され、二〇一四年四月長崎あじさい病院になった。日本赤十字社長崎原爆病院は、戦後の五八年五月二十日に開設した。

人口は減少し高齢化が進むが、長崎の強みは観光資源だ。坂が多いので横須賀同様、近距離で利用する高齢者が多いとタクシー運転手は言っていた。高台に住めなくなった人が、海辺のマンションに移り住むのも多い。横須賀、長崎とも人口は減っているが、高齢化によって病院の患者数は増えている。だが高齢化の次には、さらなる人口減少が待っている。

注

(1)長崎市：正確には長崎には鎮守府《ちんじゅふ》(艦隊の後方を統轄した機関)は置かれていなかった。正式には軍港に指定されていないが、共通点があるので挙げた。

(2)引頭文博『軍港と名勝史蹟』軍港と名勝史蹟発行所、一九三三年

(3)同書の付録から引用。

(4)おりょう：本名は楢崎龍。一八四一年七月二十三日生まれ、一九〇六年一月十五日没。

(5)信楽寺：神奈川県横須賀市大津町三丁目二九番一号

(6)車両基地：金沢検車区。神奈川県横浜市金沢区泥亀一丁目二七番二号

(7)調査日は二〇一五年二月九、十日。

(8)石川達三『蒼氓』改造社、一九三五年

(9)「日本海員掖済会」(http://www.ekisaikai.com/)

横須賀市立うわまち病院——軍病院の成り立ちと公園

明治期、陸軍病院はどのような経緯で創設されたのだろう。それには幕末に活躍し、日本陸軍の創始者といわれる大村益次郎[1]が深く関わっている。長州藩の医者の息子で大坂の緒方洪庵の門で蘭学と医学を学び、故郷で一時開業する。その後長州藩士として、四方向から侵入してきた幕府軍を撃破した第二次長州征伐、新政府軍と旧幕府勢力が戦った戊辰戦争で軍事に才腕を振るった。靖国神社参道のいちばん場所がいいところで、高い台座に銅像が建つ人物だ。台座の文字を読んでみた[2]が、戦争中の金属供出にあった形跡がない（写真5）。

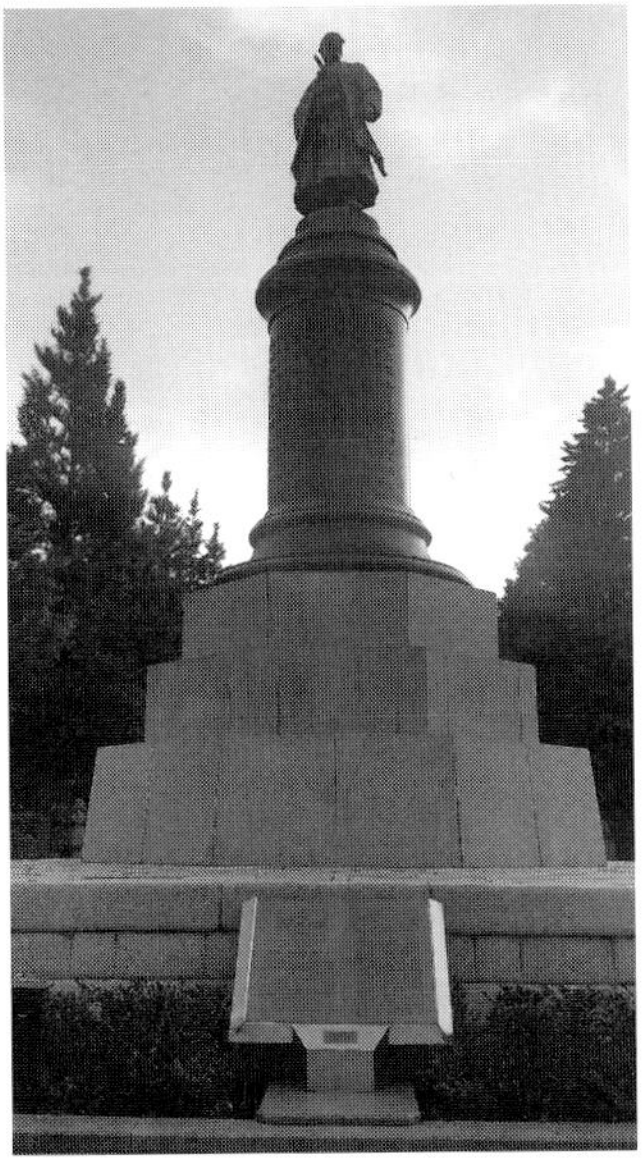

写真5　大村益次郎銅像（筆者撮影）

益次郎の最大の功績は、従者とともに密集隊形で戦う戦国時代までの武士のスタイルを、小銃を持つ小隊単位の近代の兵隊に転換させたことだ。大砲や射程距離が長い小銃の前では、密集軍は標的でしかない。それを初めて国内で実証したのが第二次長州征伐で、全国から集められた数十倍の兵士がいる幕府軍を長州藩だけで打ち破ったことで、幕府の権威は失墜して歴史が大きく動いた。

しかし、明治政府のなかで藩兵解散、徴兵制実施などの近代兵制を樹立して武士階級を崩壊させたことが恨みを買い、一八六九年に反対派士族に襲撃され二カ月後に敗血症で死亡した。国立公文書館には「坂本竜馬中岡慎太郎并土佐藩士等被害」に並んで「兵部大輔大村益次郎被害」(3)の公文書が残る。

入院中に益次郎は自身の体験から、陸軍病院の設立の重要性を悟った。益次郎も人間である。戦場で敵味方の兵隊が死ぬときには感じなかったが、自分がけがをしてはじめて病院の重要性に気がついた。死ぬ間際にしたためた、公卿で政治家、のちの明治政府の首脳の一人、三条実美(4)への手紙(5)と下書き(6)が残る。

微臣《びしん》今般不測之《の》刀瘡〔刀傷：引用者注〕を
蒙《こうむ》り、患兵隊同様の
苦痛を受け、一日も病院之《の》
欠へからさるを知る、然《しか》ルに未《いま》タ
軍事之《の》病院無之《の》
依而《よって》至急軍事病
院之《の》基礎を相開せ度、依之《の》
別紙二ケ条至急伺定度
奉存候、誠恐誠惶
　月　日　　　大村兵部大輔〔大村益次郎：引用者注〕

三条右府閣下[7]〔三条実美：引用者注〕

これは手紙の下書きで、棒線で消した文字もあるが省略した。実際に送った手紙と微妙に異なる点はあるが、大きな違いはない。内容の重要部分だけ現代語訳すると次のようになる。

取るに足りない家来が、思いも寄らない刀傷を受けて、兵隊同様に苦痛を受けています。軍事病院が重要だとわかりましたが、まだありません。よって軍事病院の基礎を至急作らないといけません。（引用者が現代語訳）

ちなみに「二ケ条至急」のもう一つは、当時冷遇されていたオランダ医アントニウス・ボードウィン[8]の帰国の引き留めである。ボードウィンは右脚を切断して助けようとしたが、益次郎は細菌が身体全体に回る敗血症で亡くなった。これが当時のオランダ医学の限界だったかもしれない。以後、日本の医療は急速にドイツ医学へと傾く。また、陸軍病院や海軍病院が計画的・積極的に建設されていった。

横須賀は戦前の軍関係の施設が転用され、公園が意外と多い。市立うわまち病院のもとあった、はまゆう公園を調査する[9]と、公園の外縁に「陸軍用地」（写真6）と刻まれた石標がいくつもある。ここに陸軍施設があったという確かな証拠だ。駅からも遠いし、バス通りの奥で、公園は中途半端なところにある。だが隣に現在は不入斗《いりやまず》公園になっている練兵場があったのでそこに軍隊が駐屯し、ワンセットで建設された。

敵からの攻撃に備えて、陸軍は海岸沿いの横須賀中心部から離れた内陸に軍隊の駐屯施設を置いたようだ。明治時代の資料を読むと、日清・日露戦争に必ず勝てる自信はなく、特に日露戦争は不安だった。横須賀の

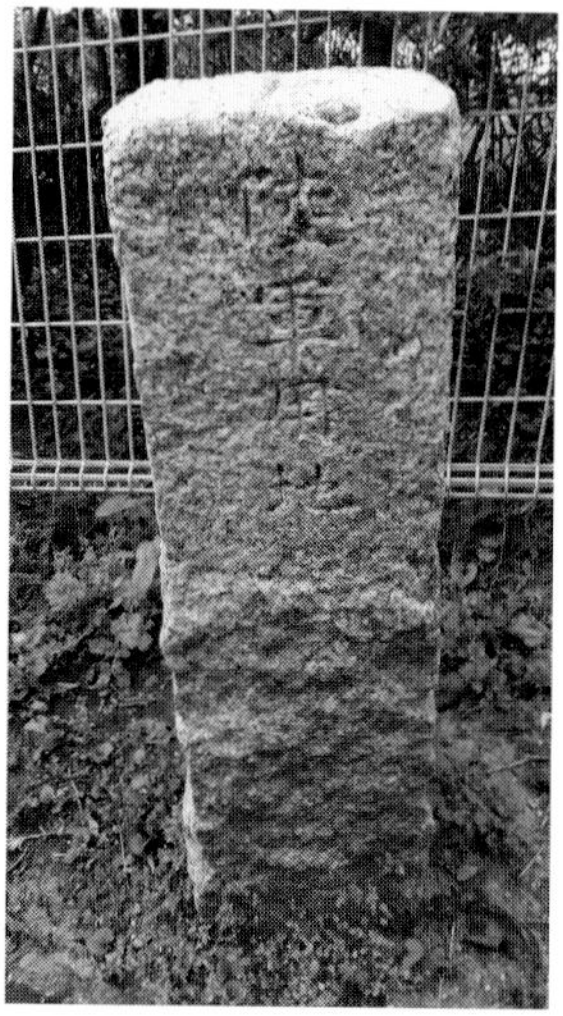

写真6　陸軍用地の石標（筆者撮影）

街自体も、明治時代、攻め込まれることも前提に作られた。

　海岸沿いの埋め立て地の道路は広いが、市立うわまち病院周辺は道が細く入り組んでいる。江戸時代の城下町と同じで、横須賀中央駅の背後に広がる崖上に陸軍が陣取り、練兵場からきた歩兵が細い道を左右に駆け抜け、崖下の敵兵を攻撃する。はまゆう公園自体も高台に位置し、見方を変えれば要塞のようだ。

　はまゆう公園は不便な場所にあるようにみえるが、横須賀中央駅からは、いくつかの丘を越える細いがまっすぐな道がある。実際に公園から歩いてみたが、階段は多数あるが意外と早く横須賀のメインストリートにいける。以前は横須賀中央駅に直接下りられる道が二つほどあったようだが、駅手前で道が突然なくなり崖になった。駅周辺のホテルやショッピングセンターの建設時に削られて消滅したらしい。

　JR横須賀駅や横須賀中央駅の背後は車道がなく、明治時代には人が通る道しか作られなかった。当時の技術力の限界もあったが、軍事上重要な場所なので、わざと細い道しか作らなかった可能性もある。

　はまゆう公園の陸軍病院はもともと三病棟だった。戦争が激化した一九四二年に、グラウンドをつぶしさらに三棟増設して六棟になった。平地が少なくなったために北側崖下を整地して一誠園と一誠神社を作ったが、現在は面影もない。

　一九四五年二月に走水に、五月に横浜に分院を開院した。同時に空襲や本土決戦に備えて患者を二百人収容できる地下病院も崖に掘られた。

戦後は外地からの復員傷病兵の入院のため、上町の要塞司令部を分院（現・市立うわまち病院）として五百床ができた。この頃は中里村だったので中里分院と呼ばれていた。中里の名は中里神社や中里商店街に残るが、地名は上町に改められた。はまゆう公園の本院が二百五十床、走水の分院が二百床で合計九百五十床になった。

一九四五年十二月にほかの多くの陸軍病院と同じく厚生省所管になり、国立横須賀病院になった。四七年二月に、上町の分院で一般患者の診療を始めた。走水の分院はこの頃に閉鎖された。六六年四月、はまゆう公園の本院を廃止し、上町の中里分院が国立横須賀病院本院になった。旧本院の建物は壊され、関東学院のグラウンドになり、八八年にサッカー場が完成してはまゆう公園になった。本院がはまゆう公園から移ったのは、広さからしても駅に近い交通の便からしても当然の成り行きだ。車やバスが広く使われるようになり、階段が多い尾根道を歩く時代ではなくなった。

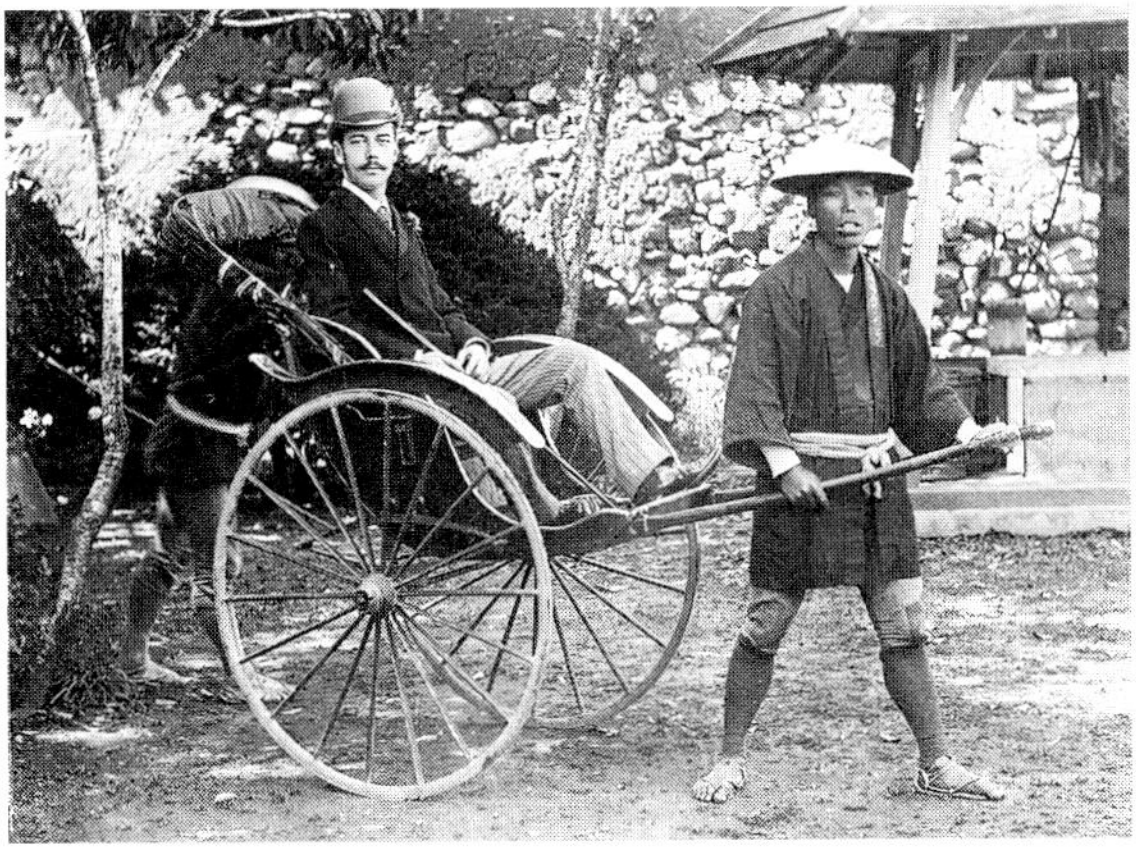

写真7　長崎訪問時のニコライ（上野彦馬撮影）
（出典：「帝政ロシアのニコライ皇太子訪日と大津事件」〔https://plaza.rakuten.co.jp/libpubli2/diary/201905110000/〕［2019年12月28日アクセス］）

横須賀に強固な防衛体制を敷いたのは、明治維新から日清・日露戦争まで日本はヨーロッパ列強から植民地化されるのを恐れていたからだ。その当時の雰囲気を表しているのが、明治の大津事件だ。一八九一年五月十一日、当時皇太子だったロシア帝国ニコライ二世が、日本に遊びにきて大津市で警察官の津田三蔵に切り付けられた（写真7）。いまでいえばアメリカ副大統領を、警備のSPが警棒で殴り付けたというところだろうか。

ニコライはロシア艦隊に乗ってきて、神戸港に軍艦が停泊していた。発展途上の日本は、報復を恐れて騒然となり、外務大臣・青木周蔵、内務大臣・西郷従道と司法大臣・山田顕義が辞任する騒ぎになった。武力を使うなら、神戸からニコライの号令一下、東京湾にくることもありえた。このように、当時、本当に戦争を想定して横須賀を築いて陸軍病院も置いたようだ。

大津事件は不思議な事件である。裁判で津田は終身刑になり、網走刑務所で病死してうやむやになったが、こんな大事件を引き起こしながら動機が不明である。前後の文献を調べると、津田は精神病だった可能性がある。

この事件は二十一世紀によみがえった。一九九一年七月と二〇〇七年八月に、ロシアで二つの墓が発見され、ニコライ二世の家族のものだとわかった。〇八年には日本の大津事件の際の血痕が付いたシャツのDNA鑑定がニュースになった。家族全員の遺体が特定されて四女アナスタシア皇女問題[10]が解決した。その問題とは、自分は暗殺から逃れたニコライ二世の娘だと主張する多数の偽女性のことだ。ニコライ二世夫婦がグリゴリー・ラスプーチン[11]に付け入れられる原因になったアレクセイ皇太子の病気が血友病B[12]だったこともわかった。

注

（1）大村益次郎：一八二四年五月三十日生まれ、六九年十二月七日没。幕末期の長州藩の医師、西洋学者、兵学者。維新の十傑の一人に数えられる。
（2）調査日は二〇一九年五月二十三日。
（3）大村益次郎被害：「兵部大輔大村益次郎被害」太草00097100（国立公文書館）。坂本竜馬は「坂本竜馬中岡慎太郎并土佐藩士等被害」（太草00097100〔国立公文書館〕）
（4）三条実美：一八三七年三月十三日生まれ、九一年二月十八日没。
（5）手紙：三条家所蔵
（6）下書き：山口県山口市後河原一五〇―一の山口県文書館が所蔵。「大村益次郎の生涯を読む――大村益次郎文書・一般郷土史料」「平成二十九年度古文書実践講座資料（1班）」（http://archives.pref.yamaguchi.lg.jp/user_data/upload/File/kouza-kaidoku/H29g-01omura.pdf）［二〇一九年五月二十九日アクセス］
（7）「兵部大輔大村益次郎被害」太草00097100（国立公文書館）
（8）アントニウス・ボードウィン：一八二〇年六月二十日生まれ、八五年六月七日没。オランダ出身の軍医。弟は駐日オランダ領事を務めたアルベルトゥス・ヨハネス・ボードウィン。
（9）調査日は二〇一五年三月二十四日。
（10）アナスタシア皇女：一九〇一年六月十八日生まれ、一八年七月十七日没。生き延びたという伝説があった。
（11）グリゴリー・ラスプーチン：自称修行僧。皇太子の病状が悪化するたびに、ラスプーチンが祈禱すると症状が改善したという。最後は暗殺された。
（12）血友病B：FIX遺伝子エクソン4の二つのスプライシング部位のうち一つの置換と判明した。

鎌倉称名寺——精神障害者民間施設

明治時代、大正時代、昭和初期に三浦半島で、精神障害者はどう過ごしていたのだろう。三浦半島の付け根である鎌倉に称名寺《しょうみょう》という寺があり、精神障害者収容施設だった。称名とは、仏・菩薩の名を唱えることである。特に南無阿弥陀仏をたたえることを指し、日本全国の寺や滝にもその名が付けられている。京浜急行YRP野比駅近くにも、横浜市金沢区の市民の森にも同名の寺があるが、そこではない。

鎌倉称名寺は、場所からして三浦半島の精神障害者も収容していたと思われる。位置は横浜横須賀道路、朝比奈インターチェンジの西側、電車でいくと大船駅から小さな川をさかのぼったところにある。周囲を崖に囲まれ、崖の上は鎌倉カントリークラブや宅地になっている。台地から水が流れ、寺に滝として落ちる。

称名寺は一六八四年、徳川綱吉の頃に直誉蓮入が不動堂や阿弥陀堂を建立して今日に至る。滝場があり、精神障害者の参籠・静養地になっていて、住職成実瑞翁《なるみずいおう》（一八八一―一九五四）（写真8）は当地にきて寺内に参集する精神障害者の状況をみた。

一般に、寺には大きく分けると二種類ある。一つは江戸幕府の宗教統制政策から生まれ、家や祖先崇拝の側面を強くもつ檀家寺である。もう一つは信者がくることで成り立つ信者寺で、東京の高尾山やお遍路で有名な四国八十八カ所などである。病院のように寺の利益には専門性があり、高尾山も戦前は精神障害者が多数集まった。一般に信者寺は山中に多く、称名寺も最初はそうだったが、現在は宅地開発が進んで檀家寺になっている。

成実瑞翁は社会救済を進め、一九一五年に精神障害者収容施設・今泉山静養所（写真9）を作った。ちなみに、住職の瑞は「ズイ、みず」と読み、「めでたい。めでたいしるし」という意味である。翁は老人の敬称、または謙遜した自称である。明治時代の当て字で「沙翁」はウィリアム・シェイクスピアで、「杜翁」

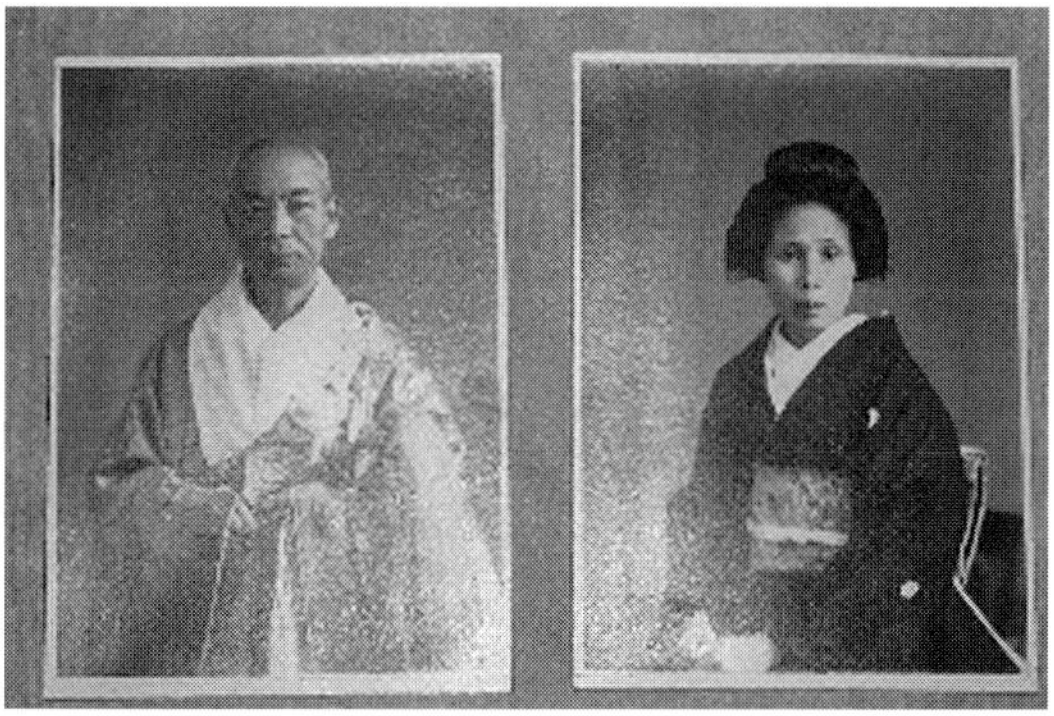

写真8　成実瑞翁ご夫妻
（出典：「称名寺訪問記」〔http://www.kcn-net.org/senior/tsushin/ttemple/0307taka/houmon.htm〕［2019年12月9日アクセス］）

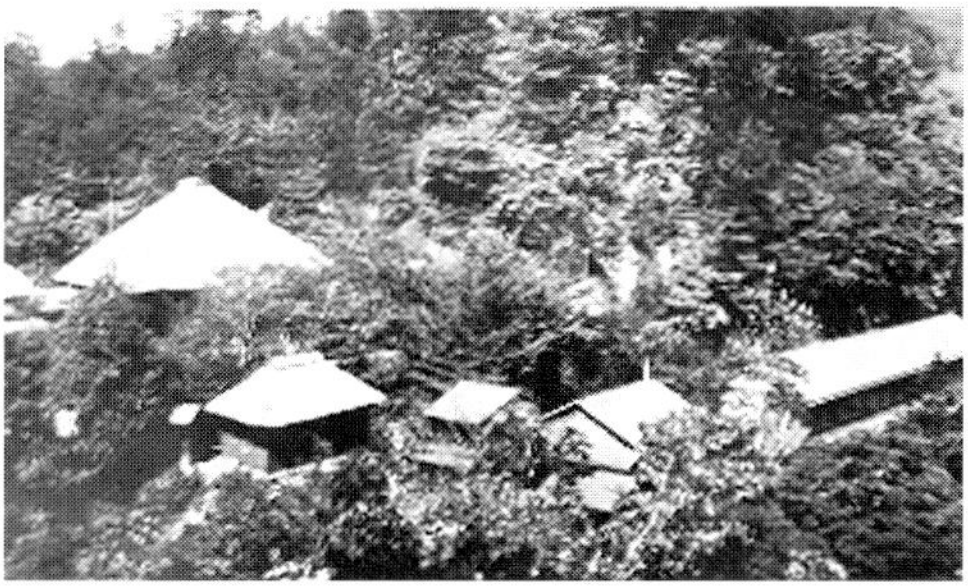

写真9　今泉山静養所
（出典：「称名寺訪問記」〔http://www.kcn-net.org/senior/tsushin/ttemple/0307taka/houmon.htm〕［2019年12月9日アクセス］）

はレフ・トルストイとあり、いきな翻訳だ。住職はフィリップ・ピネル[1]に共感して今泉山静養所を開放的施設とした。ピネルはフランス人で一七九二年にビセートル病院、九四年にサルペトリエール病院に勤め、障害者の開放化に努力した精神科医である。

二〇一二年春に称名寺での聞き取りをおこない、建物設計図などの資料の貸し出しを受けた。当時の建物は洋館で職員十二人が常駐し、和室二十三室、収容定員三十六人。運営は国、県、浄土宗からの助成金と利用料だが、家庭事情に応じて無料、低額、全額の三段階に分かれていた。息子の成実一雄が実務運営を担当して、一般精神障害者のほか、警察署が保護した者も救護収容した。

寺院境内地約四千七百十九平方メートル（約千四百三十坪）、建物五棟、娯楽慰安（娯楽と同じような意味）室、運動場、演芸場がありレクリエーションや作業療法がおこなわれて効果があった。希望によって水治療法や滝に打たせたようだ。どこもそうだが、滝はちょうど当たりやすいように整形してあった。

現地調査で思ったのは、この場所が精神障害者の収容に大変適した場所だということだ。精神障害者のための民間施設の重要な役目の一つは、街なかに置けないほど興奮している障害者の収容だ。寺は三方を崖に囲まれ、一端に滝がある。水は反対側から散在ガ池の間を抜け、畑がある開けた場所へと出て、大船駅で柏尾川に注ぐ。柏尾川は境川と合流して、江の島で海に出る。

寺からの出入り口は一つで、川沿いの狭い道を歩かなければならない。収容された人がフラフラッと出にくい構造になっている。実は日本全国の精神障害者民間施設には共通性があり、このように袋状になっている。有名なものに京都の岩倉が挙げられる。養子先の所領がここにあり、岩倉具視の名前の由来になっている場所だ。精神障害者を旅館のような民間施設で預かったことで知られる。

比叡山に登って岩倉を見てみたが、学会がよく開かれるプリンスホテル京都、宝ヶ池のあたりが峠になり、岩倉は京都盆地の奥のさらに小さな盆地になっている。三方を険しい山に囲まれ、袋状で隔離された地形だ。比叡山から下りて、現地を歩くと大雲寺に滝場があり、周囲に障害者と家族を泊めた旅館跡があった。

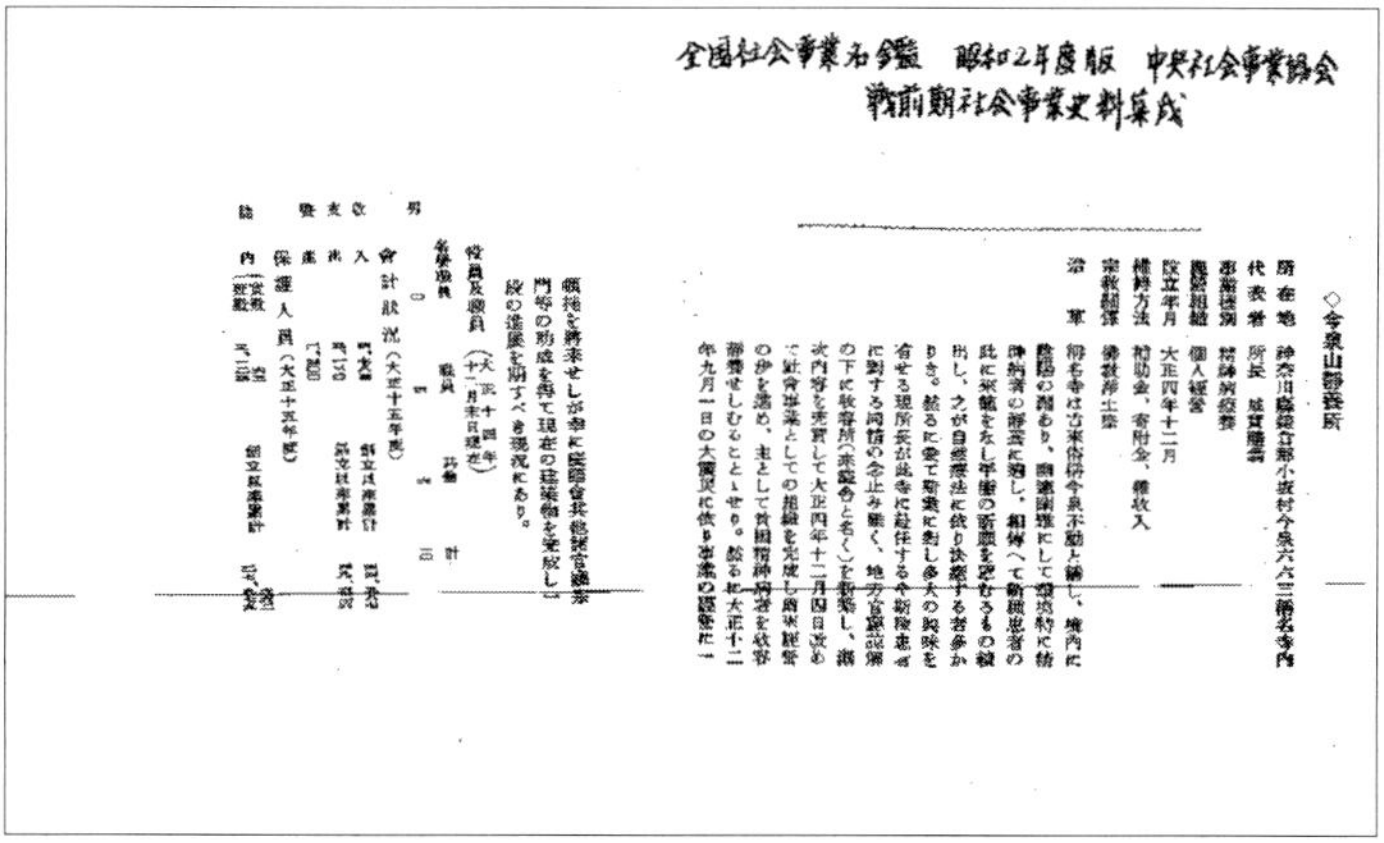
全国社会事業名鑑 昭和2年度版 中央社会事業協会
戦前期社会事業史料集成

◇今泉山静養所
所在地 神奈川県鎌倉郡小坂村今泉六六三称名寺内
代表者 所長 [illegible]
事業種別 精神病救養
経営組織 個人経営
設立年月 大正四年十二月
維持方法 補助金、寄附金、雑収入
宗教関係 佛教浄土宗
沿革 称名寺は古来俗称今泉不動と称し、境内に瀑布の霊あり、幽邃閑雅にして環境特に精神病者の療養に適し、相俟へて新旧患者の此に来集をなし平常の斯跡を絶たざるもの続出し、之が自然療法に依り快癒する者多かりき。然るに曩て斯業に対し多大の興味を有せる現所長が此寺に就任するや新旧患者に対する同情の念止み難く、地方官憲諒解の下に救養所（来迎舎と名く）を新築し、漸次内容を充実して大正四年十二月四日改めて社会事業としての組織を完成し爾来鋭意其の歩を進め、主として貧困精神病者を救容療養せしむることとせり。然るに大正十二年九月一日の大震災に依り斯業の頓挫を来せしが幸に[illegible]門等の形成を得て現在の建築物を完成し[illegible]段の進展を期すべき現況にあり。
役員及職員（大正十四年十二月末日現在）
名誉職員 〇 職員 [illegible] 計 [illegible]
会計状況（大正十五年度）
収入 [illegible]
支出 [illegible]
資産 [illegible]
保護人員（大正十五年度）
総 内 [illegible]

図5　全国社会事業名鑑 昭和2年度版
（出典：中央社会事業協会編『全国社会事業名鑑 昭和2年度版』中央社会事業協会、1927年）

東京の高尾山の琵琶滝も同様の袋状で、民間施設を兼ねた旅館は現在、精神科病院になっている。高尾山ケーブルに乗り、途中で左側に出てくるコンクリート製の建物がそれだ。聞き取り調査では、戦前に満州帝国の皇族も静養にきていた。ずっと満州服を着ていたそうで、これは目立って逃げられない。

明治期の文献を丹念に読むと、精神科にも薬物療法が急速に入り込んだのがわかる。てんかんに対する抗けいれん剤であり、進行性まひに対する薬であり、睡眠薬である。睡眠薬の導入は精神科にとって大きな進歩で、不穏患者を眠らせて鎮静させるようになった。

鎌倉称名寺の施設を今泉山静養所というのは、今泉山一心院称名寺の山号寺号があるからだ。中国で、始め寺は山に建てられていたために山の名前で呼ばれていたのが山号の起源で、のちに町に建てられた寺にも山号が付けられた。

今泉山静養所は、全国社会事業名鑑（図５）にも載るほどの活躍をしていた。一九二三年に関東大震災で頓挫したが、二六年に新築された。三三年に県が「精神病院取締規則」を施行し、私設静養所が不許可になり、医療施設として改築、嘱託医が定期検診をおこなうようになった。

嘱託医は後出の「精神病者救済事業今泉山静養所規定」をみると鎌倉の甘粕医院の甘粕準三医師が担当したとあり、同時に寺の信徒総代でもある。鎌倉市立小坂小学校のウェブサイトをみてみると「一九二三(大正十二)九月一日　関東大震災で校舎使用不能となる。一九二五(大正十四)九月　復旧工事、その間大長寺・西念寺・甘粕準三氏宅を使用」とあるので、資産家だったことがわかる。[2]

市立小坂小学校と称名寺も離れていないので、甘粕診療所は大船駅の東側で開業していたと考えられる。一九四〇年には神奈川県の県議会選挙で鎌倉郡から政友会で出馬、有権者三千八百九人中千六百三十七票で当選している。[3]

今泉山静養所は一九四一年の統計報告で、入所患者数は二十五年間に九万九千四百五十八人(男四万九千六百十八人、女四万九千八百四十人)、全治者六百二十六人、死亡と行方不明者は三十人だった。戦時中、軍隊駐留で実質的に閉鎖され、七三年八月に最後の一人が港北病院に入院した。

建物は、木造二階建ての本館と別館・付属建物で全五棟だが、一九六二年か六三年頃、老朽化のため解体された。

「精神病者救済事業今泉山静養所規定」(図6)は、この施設の骨格を的確に表している。規定の第二条に「本所は一般精神病患者と各警察署で保護の必要があると認めた貧困精神病患者を、慈善的に救護牧養する(略)広く社会の安寧秩序を保持」(引用者が現代語訳。以下、同)とある。

精神障害者の救済が目的なのだ。そして警察で保護とあるので、現在の鑑定入院、徘徊する障害者の受け皿にもなっていた。認知症のように、精神病でも自分の名前や住所を言えずに徘徊する人もいる。現在でも

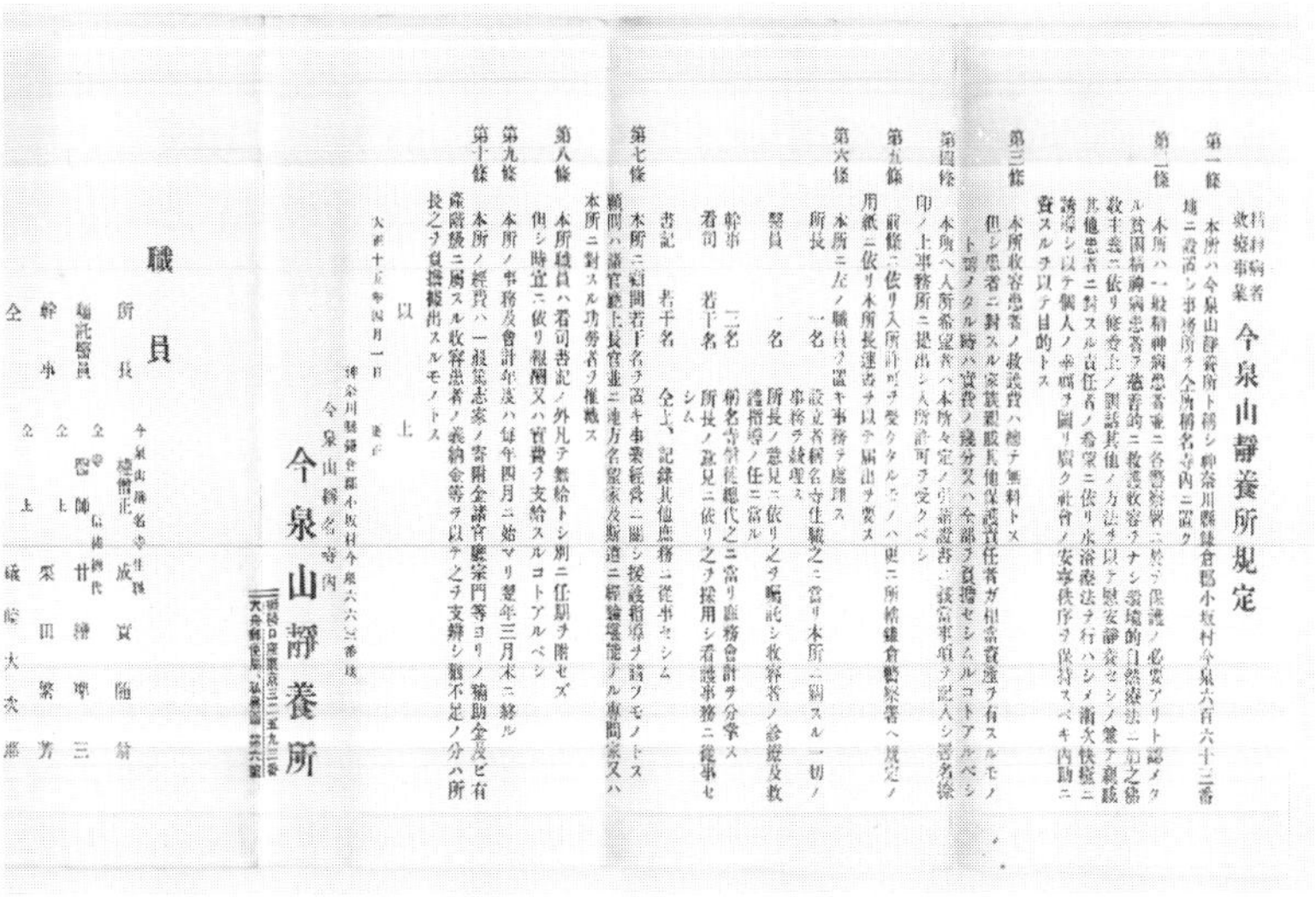

精神病者救療事業 今泉山静養所規定

第一條 本所ハ今泉山静養所ト稱シ神奈川縣鎌倉郡小坂村今泉六百六十三番地ニ設置シ事務所ヲ仝所稱名寺内ニ置ク

第二條 本所ハ一般精神病患者並ニ各警察署ニ於テ保護ノ必要アリト認メタル貧困精神病患者ヲ慈善的ニ救護收容ヲナシ環境的自然療法ニ加之佛教主義ニ依リ修養上ノ訓話其他ノ方法ヲ以テ慰安静養セシメ[illegible]其他患者ニ對スル責任者ノ希望ニ依リ水浴療法ヲ行ハシメ漸次快癒ニ誘導シ以テ個人ノ幸福ヲ圖リ廣ク社會ノ安寧秩序ヲ保持スベキ内助ニ資スルヲ以テ目的トス

第三條 本所收容患者ノ救護費ハ總テ無料トス 但シ患者ニ對スル家族親戚其他保護責任者ガ相當資產ヲ有スルモノト認メタル時ハ實費ノ幾分又ハ全部ヲ負擔セシムルコトアルベシ

第四條 本所ヘ入所希望者ハ本所々定ノ申請書ニ該當事項ヲ記入シ署名捺印ノ上事務所ニ提出シ入所許可ヲ受クベシ

第五條 前條ニ依リ入所許可ヲ受ケタルモノハ更ニ所轄鎌倉警察署ヘ規定ノ用紙ニ依リ本所長連書ヲ以テ届出ヲ要ス

第六條 本所ニ左ノ職員ヲ置キ事務ヲ處理ス

所長 一名 設立者稱名寺住職之ニ當リ本所ニ關スル一切ノ事務ヲ總理ス

醫員 一名 所長ノ意見ニ依リ之ヲ嘱託シ收容者ノ診療及救護指導ノ任ニ當ル

幹事 二名 稱名寺檀徒總代之ニ當リ庶務會計ヲ分掌ス

看司 若干名 所長ノ意見ニ依リ之ヲ採用シ看護事務ニ從事セシム

書記 若干名 仝上、記錄其他庶務ニ從事セシム

第七條 本所ニ顧問若干名ヲ置キ事業經營ニ關シ援護指導ヲ請フモノトス 顧問ハ諸官廳上長官並ニ地方名望家及斯道ニ經驗豊富ナル專門家又ハ本所ニ對スル功勞者ヲ推戴ス

第八條 本所職員ハ看司書記ノ外凡テ無給トシ別ニ任期ヲ附セズ 但シ時宜ニ依リ報酬又ハ實費ヲ支給スルコトアルベシ

第九條 本所ノ事務及會計年度ハ毎年四月ニ始マリ翌年三月末ニ終ル

第十條 本所ノ經費ハ一般篤志家ノ寄附金諸官廳宗門等ヨリノ補助金及ビ有産階級ニ屬スル收容患者ノ義納金等ヲ以テ之ヲ支辨シ猶不足ノ分ハ所長之ヲ負擔支出スルモノトス

以上

大正十五年四月一日 發行

神奈川縣鎌倉郡小坂村今泉六六三番地
今泉山稱名寺内
今泉山静養所

振替口座東京三三五九三番 大船郵便局 私書函第六號

職員

所長 今泉山稱名寺住職 權僧正 成 實 隨 綜

囑託醫員 仝 醫師 信徒總代 甘 [illegible] 三

幹事 仝 上 栗 田 繁 芳

仝 仝 上 磯 崎 大 次 郎

図6 「精神病者救済事業今泉山静養所規定」（称名寺所蔵）

ある問題だが、当時はもっと大変だったにちがいない。ちなみに、安寧秩序とは世の中が整った状態で安定していることをいう。

第五条には「入所許可を受けた者は、さらに鎌倉警察署に規定の用紙で本所長連書で届出を要する」とある。厚生省ができたのは一九三八年で、伝染病と精神病は内務省管轄の警察が管理していた。

入所者にどのように対処するかといえば、「環境的自然療法に加え仏教主義により修養上の訓話」といったものだ。これは慈善事業なのだ。そして「責任者の希望により水浴療法を」おこなう。患者に家族・親類がいる場合におこなう水浴療法とは、滝に打たれることを指す。ここには崖の上から流れる男滝と女滝がある。

日本には古くから滝に打たれる習慣があった。高尾山蛇滝で、滝行体験[4]と聞き取り調査をした。初心者は後頭部ではなく肩のほうに当てるように指導される。その場にいたかなり経験をもつ方に聞いたところ、頭部に三十分ほど当てるとトランス状態になるということだった。頭部は、針状のもので刺せば死に至らしめることもでき

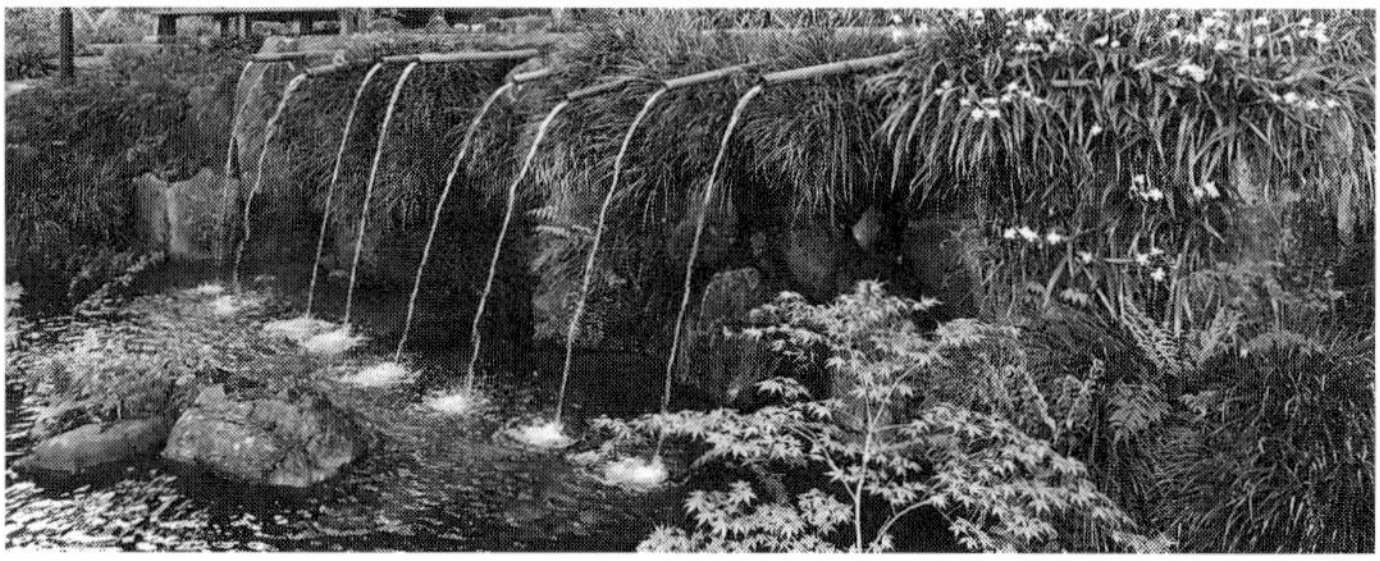
写真10　藤岱の滝

る人間の急所だ。鎮静効果があるのではないかという印象だった。
日本全国に同様の精神障害者施設があった。共通点は神社仏閣が主導したことだ。例えば群馬県榛名町の室田不動は川べりの寺院で、障害者を竹製のいすに固定して滝に打たせた。山梨県の「藤岱《ふじぬた》の滝」（写真10）は竹筒で九本の流れを作り、一度に多数の人々が滝に打たれるようになっていた。ここにも精神障害者がきたが、それほど人が集まったということだ。滝に打たれるのは日本だけらしい。このような習慣があるかと韓国や中国、台湾で現地の人に聞くとそんなことはないと大変驚かれた。
第三条も重要だ。「収容患者の救護費はすべて無料とする」。だが家族に資産があるときは、一部か全額を負担するとある。病院とはシステムが根本的に違う。第八条に「看司、書記のほかすべて無給とし別に任期を設けない」とある。看司は看護全般を受け持つ看護師的役割で、書記は事務員のようだ。そのほかはボランティアで、甘粕医師も嘱託で無給だ。関東大震災で小学校に自宅を貸すくらいだし、多額の寄付をしたのだろう。
日本史の流れをみると、こういった施設は悲田院の思想で作られたようだ。悲田とは貧者や病人などに恵みを施すと、福果を得られるという意味である。古くから病者や精神障害者、身体障害者を神社仏閣が収容したのは、日本独特のシステムだ。この社会福祉活動の土壌に、日本で最初の公立精神科病院である京都てん狂院も創設された。一八七五年七月二十五日、京都府禅林寺の住職東山天華が南禅寺に作った病院で「てん狂院」とは精神科病院の古い言い方だ。この歴史的な病院と今泉山静養所には、背景の思想に共通項がある。

資金のことは第十条にある。「経費は一般篤志家の寄付金、諸官庁、宗門などからの補助金と有産階級に属する収容患者の義納金などでこれを支払い、不足分は所長が負担を拠出するものとする」

京都てん狂院も一八八二年十月と比較的短期間で廃院になり、その後は私立病院になっている。調査[5]してみたがここも東山上人が巨額の寄付金を集めて作ったため、上人が亡くなった年に入院料を取る病院に変わったようだ。東山は東京遷都で人口が急減した京都を救おうと、東海道に新道も作った（写真11）。写真の右側が旧東海道で、左の国道（新道）がいまに残る。沢沿いに直線に下りていくために、山を削った跡が見える。企画力や行動力があるスケールの大きな上人が、歴史に多数登場して日本を救済したのだろう。

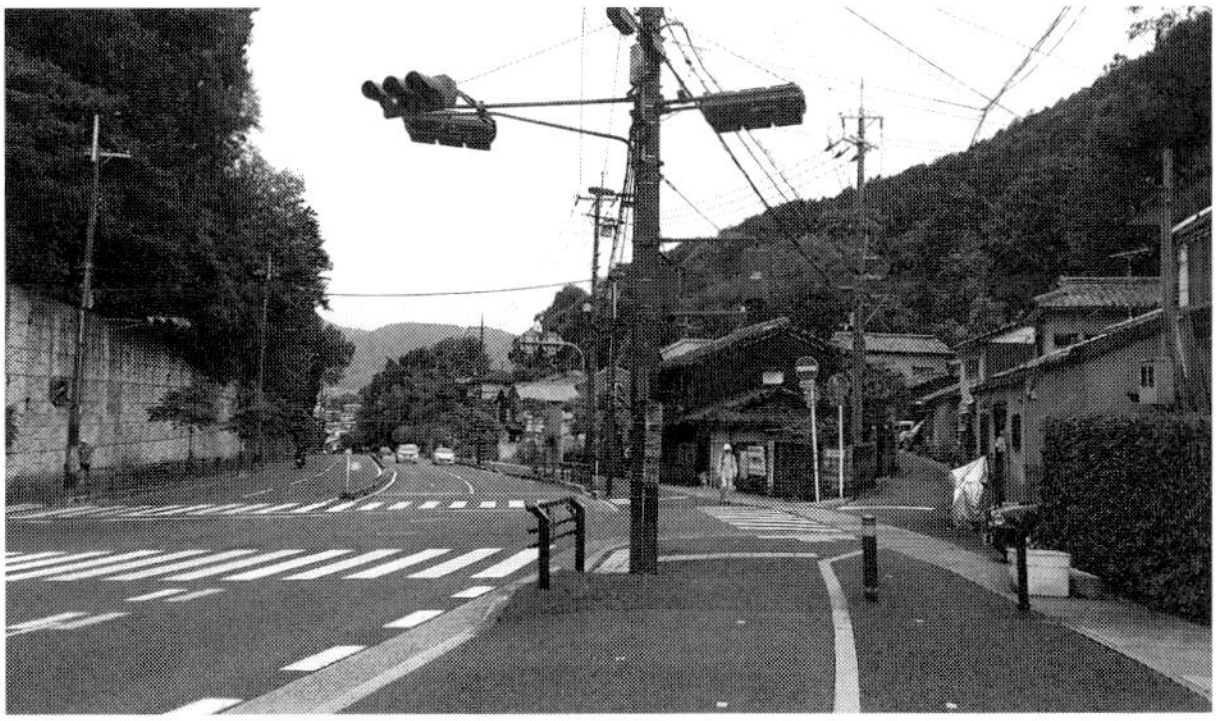

写真11　東海道新道（筆者撮影）

注

（1）フィリップ・ピネル：一七四五年四月二十日生まれ、一八二六年十月二十五日没。

（2）資産家：鎌倉市立小坂小学校「鎌倉市立小坂小学校 学校の歴史」（http://www.kamakura.ed.JP/~sakasyou/history/history.html）［二〇一五年八月八日アクセス］

（3）櫻井良樹「戦前期千葉県・神奈川県における県議会議員選挙の結果について」、麗沢大学紀要等編集委員会編「麗沢大学論叢」第十号、麗沢大学、一九九九年、一四一ページ
（4）滝行体験は二〇一四年五月十八日に実施。
（5）調査日は二〇一五年六月七日。

聖ヨゼフ病院——由緒正しき海軍の病院

軍艦建造が華やかだった頃、天皇は横須賀のどぶ板通り裏の諏訪山、現在の諏訪公園から沖の艦隊訓練を視察した。公園の脇が聖ヨゼフ病院で崖下に御膳水井戸があり、それは禁廷《きんてい》水だった。禁廷とはこの場合は皇居を指し、天皇専用の水である。陸軍病院があったはまゆう公園から尾根沿いに歩くと、横須賀中央駅の裏の高台に出るが、北西方向に下ると聖ヨゼフ病院に出る。階段を気にしなければ、意外と近い。聖ヨゼフ病院のウェブサイトには「昭和十四年三月横須賀海仁会病院が現在地に創設され、旧海軍軍人、その家族の診療を開始[1]」(図7・8)とある。この場所は、諏訪小学校と市役所が関東大震災で倒壊して移転した跡地だ。小学校と役所は

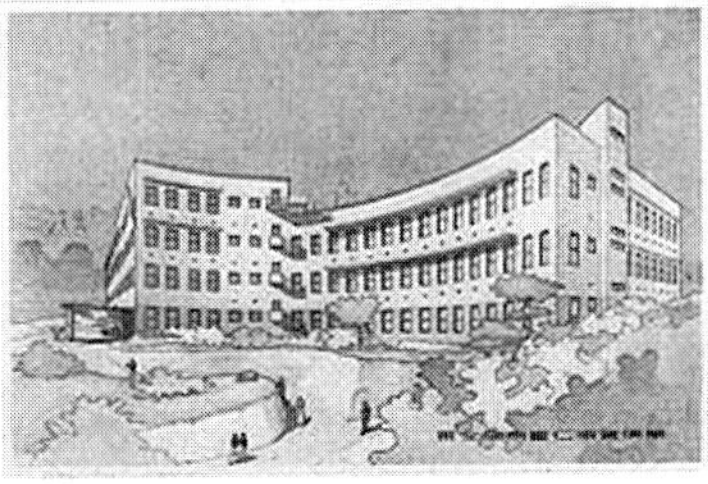

図7　当時のパンフレット外観
(出典:「横須賀海仁会病院」〔http://tokyowanyosai.com/sub/kanren/kaijin.html〕〔2019年12月9日アクセス〕)

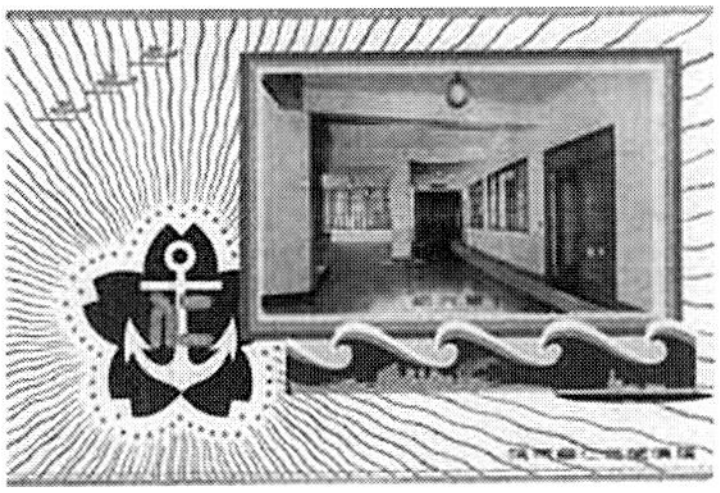

図8　当時のパンフレット内部
(出典:「横須賀海仁会病院」〔http://tokyowanyosai.com/sub/kanren/kaijin.html〕〔2019年12月9日アクセス〕)

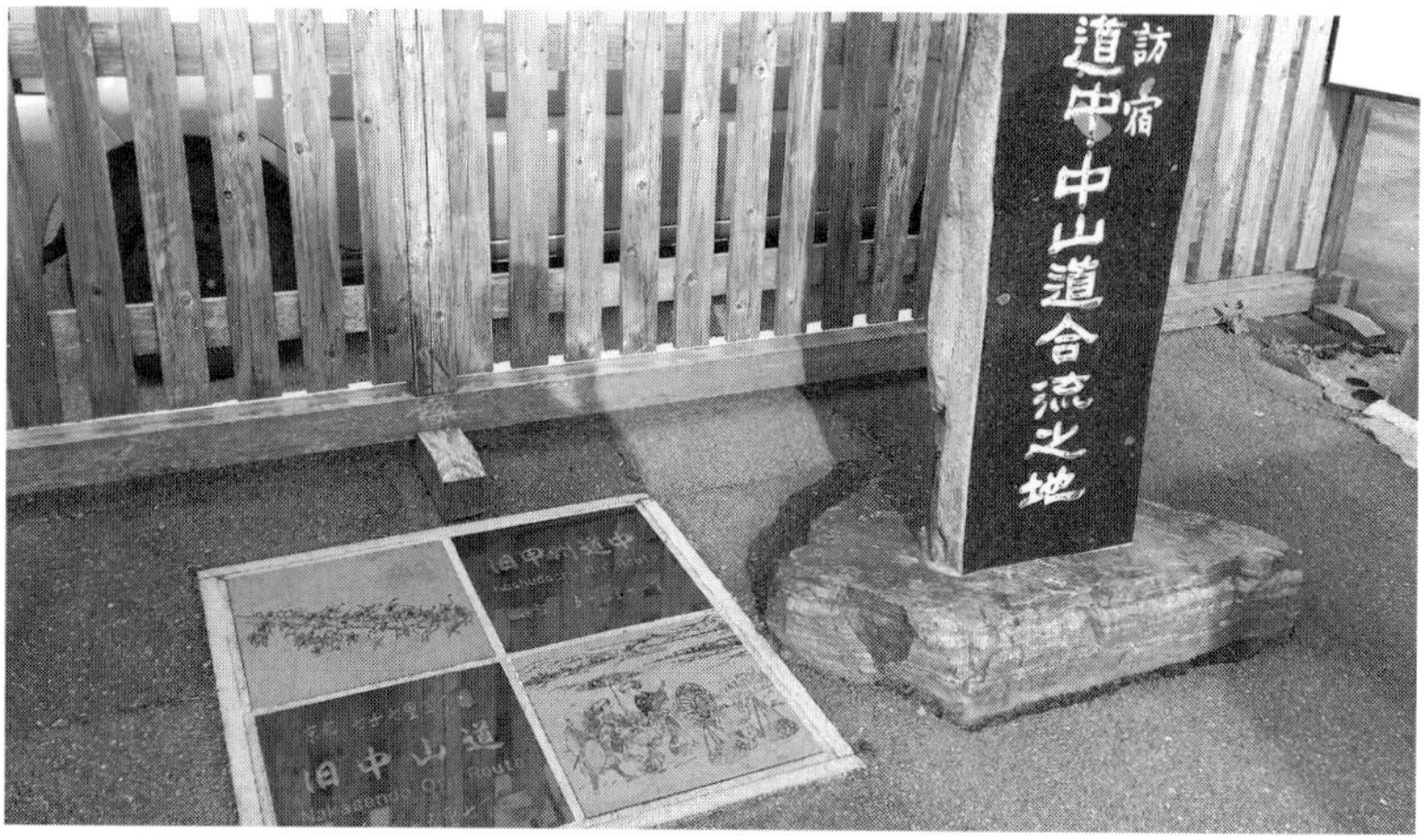

写真12　街道合流地点（筆者撮影）

埋め立てが進んだ平地に建った。海仁会は海軍下士官のための施設を運営していて、下士官とは曹長、軍曹、伍長を指す。長い間には呼称に変化(2)もあった。その下は普通の兵隊で、兵長、上等兵、一等兵、二等兵、その上は大元帥から准尉、つまり将校、士官で、士官らのための組織として海仁会とは別に水交社が設けられていた。

一九三三年に実業家の星野錫《しゃく》(3)らが海軍下士官や家族のための病院を計画し、五百万円で横須賀に海仁会病院が建設された。星野はアメリカに留学して、印刷業で財をなした人だ。姫路藩の藩校で学んだとあるから、横須賀に深いつながりがあったわけではなさそうだ。一九四〇年は神武天皇が即位した年を元年とする神武天皇即位紀元二千六百年であり、十一月十日に内閣主催の盛大な祝典が開かれた。その高揚感のまま、日本は太平洋戦争に突入した。衆議院議員でもあったので、星野は時代の空気に敏感に反応し、社会にアピールする目的があったのかもしれない。彼は病院の完成を待たずに亡くなった。

聖ヨゼフ病院一帯を諏訪と呼ぶのはそこに諏訪大神社があるからで、諏訪神社は全国に約二万五千社あり、長野県の諏訪湖の諏訪大社を総本社とする。特に北条氏の所領に多い。諏訪大社は甲州街道の終点かつ中山道と交わるところにあり、交通の要衝でもあった[4]（写真12）。ここから勧請するときには、薙鎌[5]（写真13）に神霊が移され、これが神体になる。薙鎌とは舟に絡まった藻などを切るための藻狩り鎌が武器になったものだ。そこから諏訪神社は狩猟・漁業守護の神社になる。諏訪大神社とは別に諏訪神社（若松）もあるが、漁業だけでなく海軍の神様も兼ねているようだ。

海上自衛隊関係の人は海が好きだ。いまのように高い建物がなければ、海仁会病院からは海と港がよく見えたのだろう。高台の上町にも戦前は海軍関係者が多く住んだ。

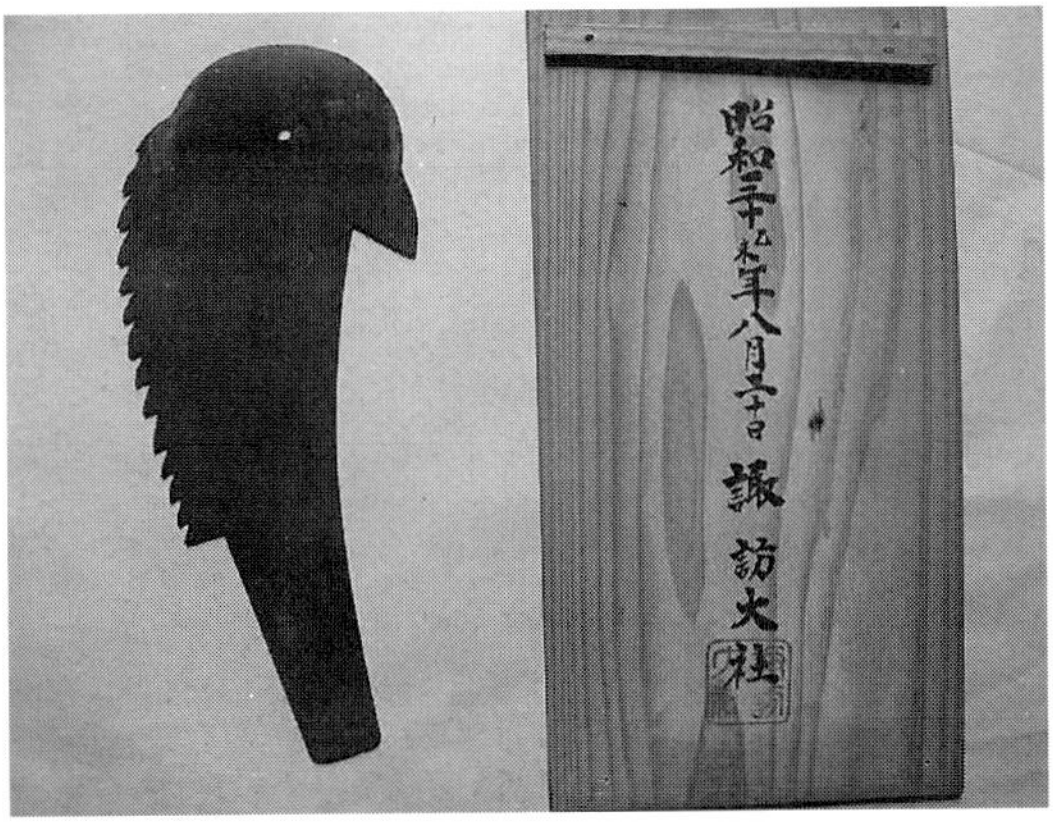

写真13　薙鎌（筆者撮影）

海仁会病院は各軍港に設置された。戦後はそれぞれいろいろな道をたどった。佐世保海仁会病院は佐世保市立総合病院に、舞鶴海仁会病院は舞鶴市民病院になった。呉海仁会病院は一九四五年七月一日の空襲で全焼した。横須賀はアメリカ軍が戦後使用するつもりだったので、被害に遭わなかった。

「昭和二十一年七月　カトリック女子修道会聖母訪問会に経営が移管され、名称を聖ヨゼフ病院と改める」[6]。聖母訪問会は世界にいくつかあるが、この場合はパリ外国宣教会のアルベルト・ブルトン司教[7]が、日本初の邦人女子修道会として創立した組織を指す。カトリック大森教会や福祉・教育施設を建て、戦後に横須賀に聖ヨゼフ病院を開いた。二〇〇五年四月に聖テレジア会と名を変えた。鎌倉に本部があり、ほかにも聖テレジア病院をもっている。

アメリカ軍は東洋の基地として使用しようとして、街の戦時色を抜くことに心を砕いた。横須賀中央公園(8)は平和のモニュメントで有名だ。米ヶ浜砲台跡で陸軍要塞だった市立うわまち病院から公園までは細い道がある。見晴らしがいい公園内にベントン・ウィーバー・デッカー司令官の銅像がある。

この銅像は横須賀市役所前の公園にあったが、時代は下り、一九九五年十月に移設された。あとで詳しく述べるが、四六年四月から五〇年六月までの四年間、彼は戦後の横須賀占領政策を推進し、ソフト路線で街を混乱させずに発展させた。隣国の戦争で横須賀は潤い、年配の人が懐かしそうに言う。

「軍艦が入港すると水兵が押し寄せてくる。一ドル三百六十円。一斗缶にドル札を投げ込んだ」

そのドル札は、東京・上野のアメ横などで闇ドルとして高値で売られた。敗戦国日本には海外渡航に制限があり、銀行では決まった額しかドルを両替することができなかったからである。

注

(1) 聖ヨゼフ病院「病院概要・沿革」(https://www.st-joseph.jp/profile/outline/)［二〇一九年五月二十九日アクセス］

(2) 伊藤近春／一色範叙編『海軍法規類纂』伊藤近春、一八九一年、八―九ページ

(3) 星野錫：一八五四年十二月二十六日生まれ、一九三八年十一月十日没。

(4) 調査日は二〇一五年九月二十一日。

(5) 薙鎌：大宮諏訪神社「第三回目　薙鎌祭」(http://nakaya24.sakura.ne.jp/omoide/omoide2/3kai.htm)［二〇一五年十月十日アクセス］

(6) 前掲「病院概要・沿革」

聖ヨゼフ病院

（7）アルベルト・ブルトン司教：一八八二年七月十六日生まれ、一九五四年八月十二日没。
（8）中央公園：神奈川県横須賀市深田台一九番

稼働遺産を支えた横須賀共済病院

「共済」「済生」「慈恵」。日本語には美しくしっかりとした言葉がいくつかある。これらの共通点は、病院の名前に使われていることである。

「共済」は、地方自治体などがおこなう生命保険・損害保険に類似した保障ないし補償事業を指す。「済生」は生命を救うこと。明治天皇は一九一一年二月十一日、「医療を受けることができなくて困っている人たちに施薬救療の道を講じるように」と済生勅語を発し、支援金百五十万円をもとに、済生会病院は創立された。「慈恵」とは、慈愛の心をもって恵みを施すことだ。

横須賀共済病院は、一九〇六年に横須賀海軍工廠職員の診療を目的として開設された。工廠の立地は攻撃を受けにくく、輸送の便がいいところが望ましい。横須賀海軍工廠は幕末の横須賀製鉄所が源流で、電車が二系統も通っていて山間地の三浦半島はうってつけだ（写真14）。ちなみに現在の自衛隊の兵器は民間委託である。

三浦半島に共済病院がいくつもあるのは、工場で火薬を扱ったり突貫工事をしたりして、事故やけが人が多かったからだ。戦前は海軍省や陸軍省という役所があり、海軍大臣や陸軍大臣がいた。そのため横須賀工廠や病院も海軍省が統括していた。この頃は海軍共済組合の病院だったが、一九四五年十二月一日付で海軍省は廃止された。このときの戦後処理は大変だったようだ。

横須賀共済病院は戦後、いったん海軍から共済協会に受け渡された。これはほかの軍港の工廠病院、すなわち一九〇七年三月に舞鶴海軍工廠の病院として誕生した舞鶴共済病院や、〇四年十一月三日に開設された呉海軍工廠の病院の呉共済病院も同じである。

一九五〇年十二月、旧令特別措置法によって非現業共済組合連合会へ承継され、その後、最終的に国家公務員共済組合連合会（KKR）所属になった。連合会は頭にKKRと付いたホテルも多数有している。

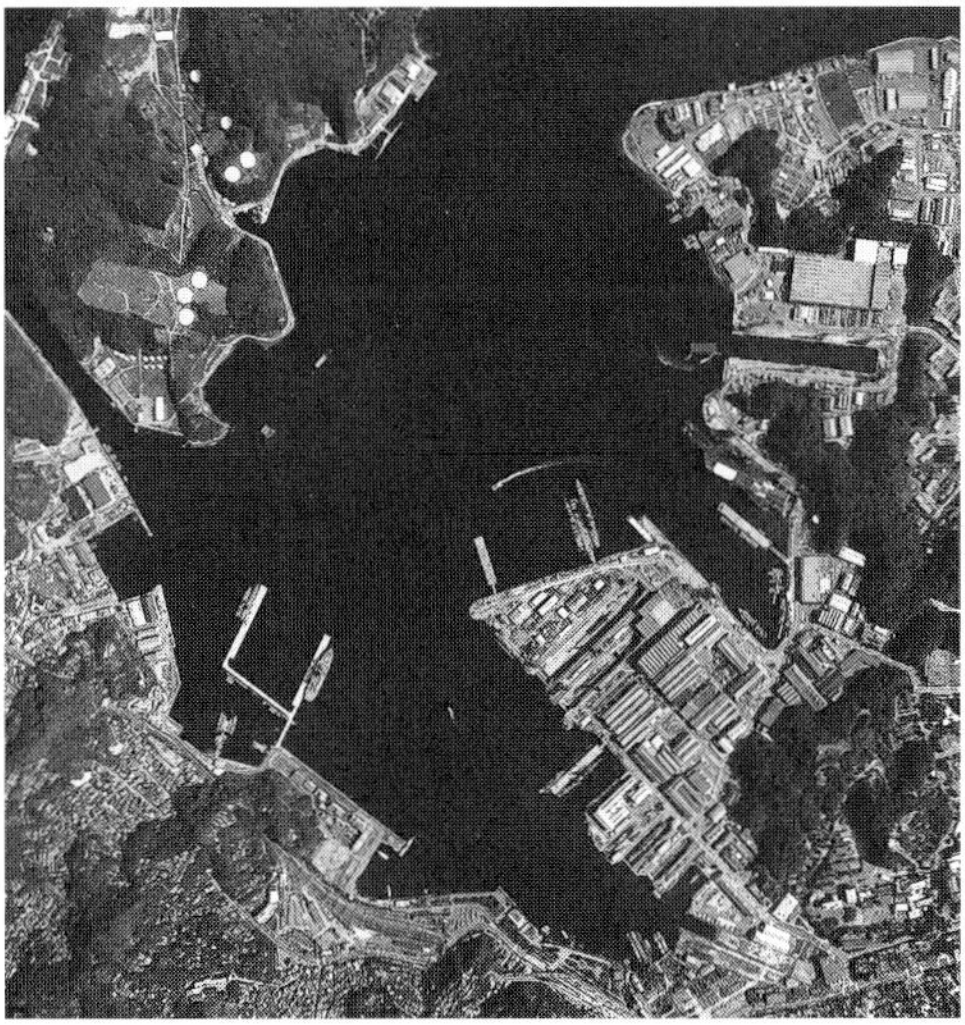

写真14　上空から見た横須賀
（出典：「国土地理院」〔https://www.gsi.go.jp/index.html〕［2019年5月29日アクセス］。1983年、横須賀。国土交通省、国土画像情報）

全国三十三カ所で病院を運営し、二十四カ所の病院は直営病院だが、残りの九カ所の病院は旧海軍共済組合の病院で、ガス障害者の救済事業を主とする病院（呉共済病院忠海分院）を含んでいる。ガス障害者とは戦前、瀬戸内海の大久野島にあったガス兵器工場で働いたことによる後遺症に悩む人である。十五年ほど前に調査にいったことがある。のどかな島だが、裏から土砂を入れ替える船が盛んに行き来し、トーチカの跡のようなものもあった。いまはウサギの楽園になっている。

開国後、江戸幕府は西洋式艦船の建造や購入を進めた。小栗忠順、レオン・ロッシュらは一八六五年に横須賀製鉄所を創設し、のちに横須賀造船所になった。六七年に主要施設として、ドライドックの建設を開始した。横須賀海軍施設一号ドックから六号ドックまでを建設したが、それらは現存していて横須賀が世界に誇るものだ。

二〇一五年の第三十九回世界遺産委員会で、明治日本の産業革命遺産が世界遺産リストに登録された。そこには現在も使われている産業遺産である稼働遺産も含まれていた。日本の稼働遺産が世界遺産に登録されたのは初めてのことだ。本来なら横須賀のドックも入るはずだが、アメリカ軍が使用しているので困難なのだろう。

ドライドックとは船舶の製造や修理などに用いられる設備のことである。箱形に掘られたドックに船を入渠させ、下に台を置いて固定させる。そこで水門を閉めて排水する。

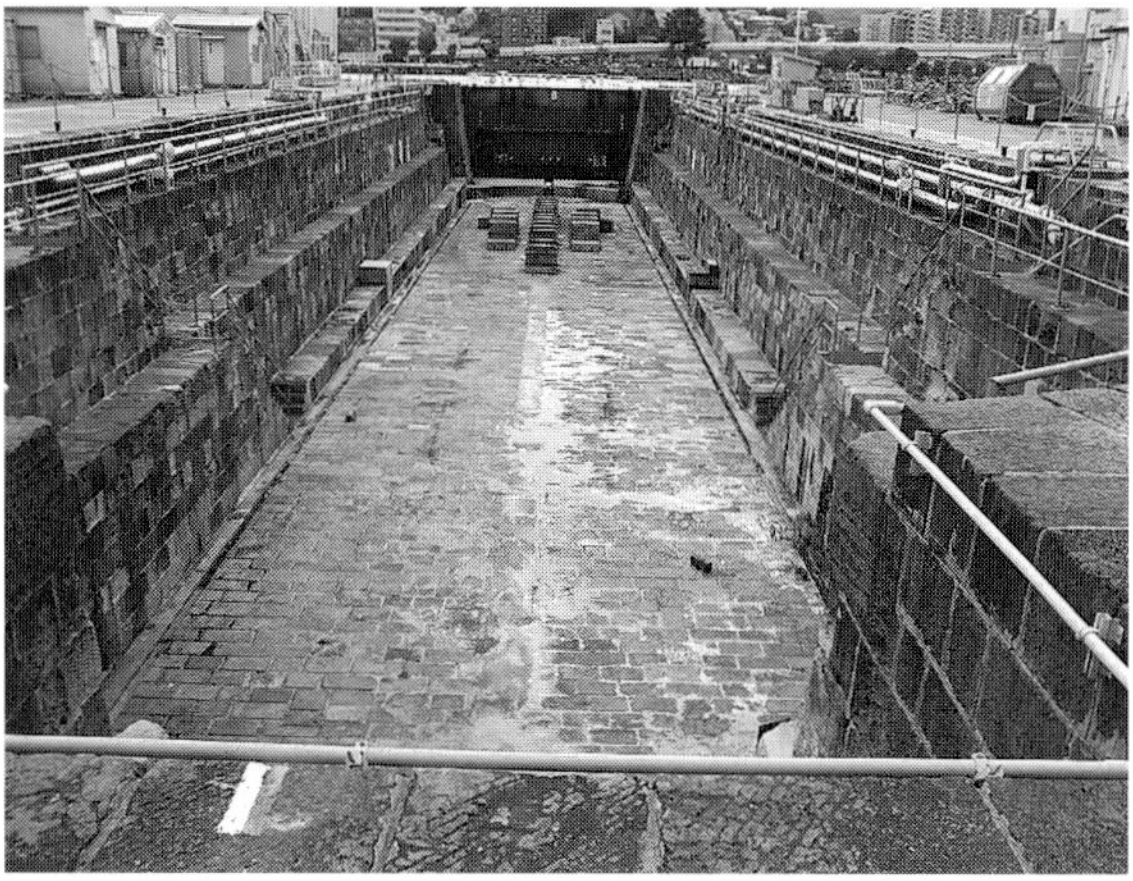

写真15　横須賀海軍施設第3号ドック
（出典：「Wikipedia」〔https://ja.wikipedia.org/wiki/%E3%83%95%E3%82%A1%E3%82%A4%E3%83%AB:Yokosuka-dry_dock-3a.JPG〕［2019年5月29日アクセス］）

写真15は、一八七四年完成の現役の横須賀第三号ドックである。横須賀は官営造船所として軍艦を建造し、なかでも空母を多数建造した。六号ドックは一九四〇年に完成。当初は大和型戦艦の三番艦になる予定だったが、途中で変更され世界最大の空母になった排水量六万八千五十九トンの信濃（写真16）が建造された。横須賀共済病院はこれらを陰で支えた。

横須賀のドライドックは見ることができないが、横浜みなとみらい21にドックがある。ここに戦前、横浜船渠(写真17)という会社があった。船渠とはドックのことを指す。

ドライドックのほかにドックはもう二種類ある。湿ドックは一見ドライドックと同じような構造だが、水門で仕切るが水は抜かない。潮の干満や風波などに影響されずに、貨客の積み降ろしをするためのドックだ。浮きドックは鋼製の箱形で、海上で船を載せて排水して船体を浮かせて修理する。医療の人間ドックとは、

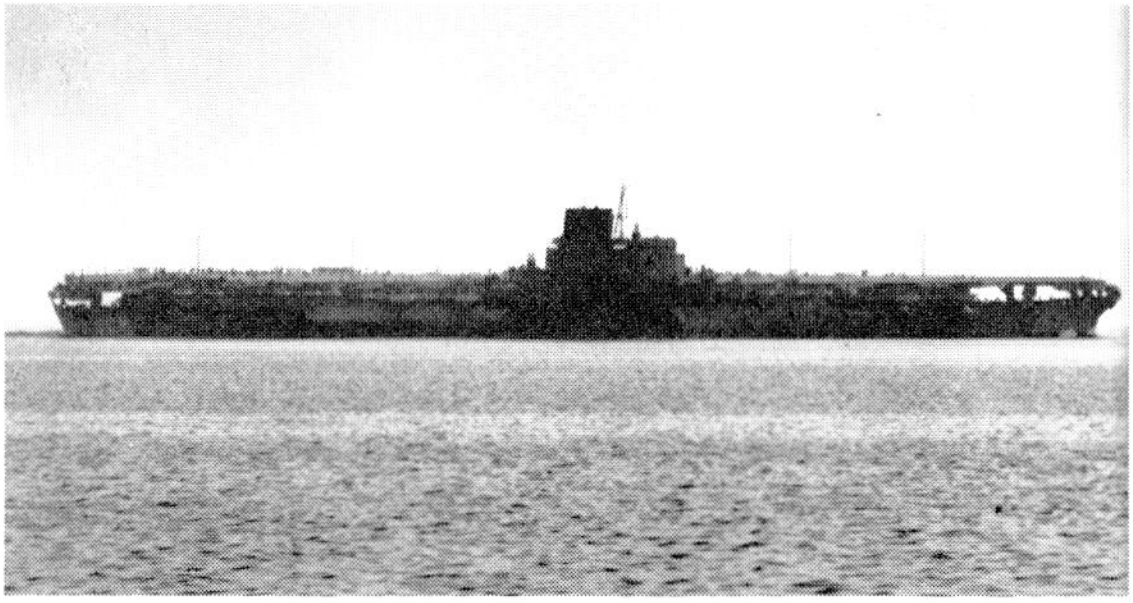

写真16　空母信濃(石川島造船所、荒川浩技師。呉市海事歴史科学館所蔵)
(出典:「Wikipedia」〔https://ja.wikipedia.org/wiki/%E3%83%95%E3%82%A1%E3%82%A4%E3%83%AB:Japanese_aircraft_carrier_Shinano.jpg〕[2019年5月29日アクセス])

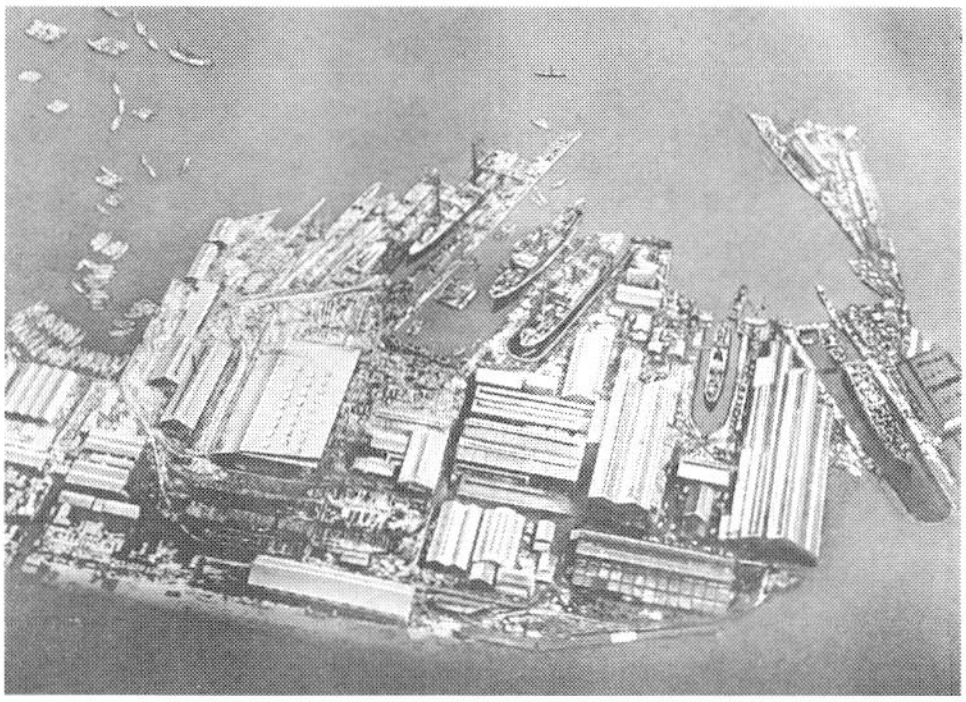

写真17　横浜船渠会社の空中写真。1935年以前の撮影
(出典:「Wikipedia」〔https://ja.wikipedia.org/wiki/%E6%A8%AA%E6%B5%9C%E8%88%B9%E6%B8%A0#/media/%E3%83%95%E3%82%A1%E3%82%A4%E3%83%AB:Yokohama_Dock_Company_from_aircraft_before_1935.jpg〕[2019年5月29日アクセス])

定期的な船体点検のドック入りになぞらえたものだ。

　余談だが、サッカーの強豪イングランドのアーセナルＦＣは、一八八六年にロンドンにあった王立兵器工廠（Arsenal）の労働者によって結成された。愛称はガナーズ（Gunners、砲撃手）だという。

横須賀北部共済病院と自衛隊病院

廃院になった北部共済病院を訪れたとき[1]（写真18）、病院とは何かについて考えさせられた。病院は患者、医師、それとも建物自体のどれを指すのだろうか。病院は横須賀市と逗子市に接している船越町、長浦湾の背後の高台にあった。写真の向かって右側の湾である（写真19）。以前は精神科病棟もあり、外来も盛んだったらしい。

一八八六年、船越新田と当時呼ばれていた場所に、横須賀造船所は兵器製造工場を開設した。そこは京浜急行田浦駅近くの地域で、地名の新田という名前から干拓地とわかる。横須賀湾から見て小さな岬の反対側に位置しているが横須賀湾につながる水路があり、一つの港のようになっている。汐入から出る遊覧船に乗ると、湾を一周するのでその様子がよくわかる。岬の根元に野球の練習グラウンドがあるが、水路で隔たった先端部分は軍事機密地域だ。横須賀湾から押し出されたように、長浦湾に海上自衛隊の艦隊司令部や民間工場がある。

廃院になったこの病院は小高い丘を切り開いた場所にあり、道路から短い急登を上ると病院の玄関にたどり着く。水雷や機銃などを作る工場は、一九〇三年に海軍工廠造兵部になった。そこで働く職員のため、一四年十二月に横須賀海軍工廠長浦職工共済会病院として誕生した。

現在の横浜市金沢の泥亀新田を開拓した永島祐伯(2)の子・十郎左衛門春重が船越の入江、すなわち現在の船越商店街を干拓して船越新田とした。そこに工場ができた。永島祐伯は現在の兵庫県養父市八鹿町の医者の

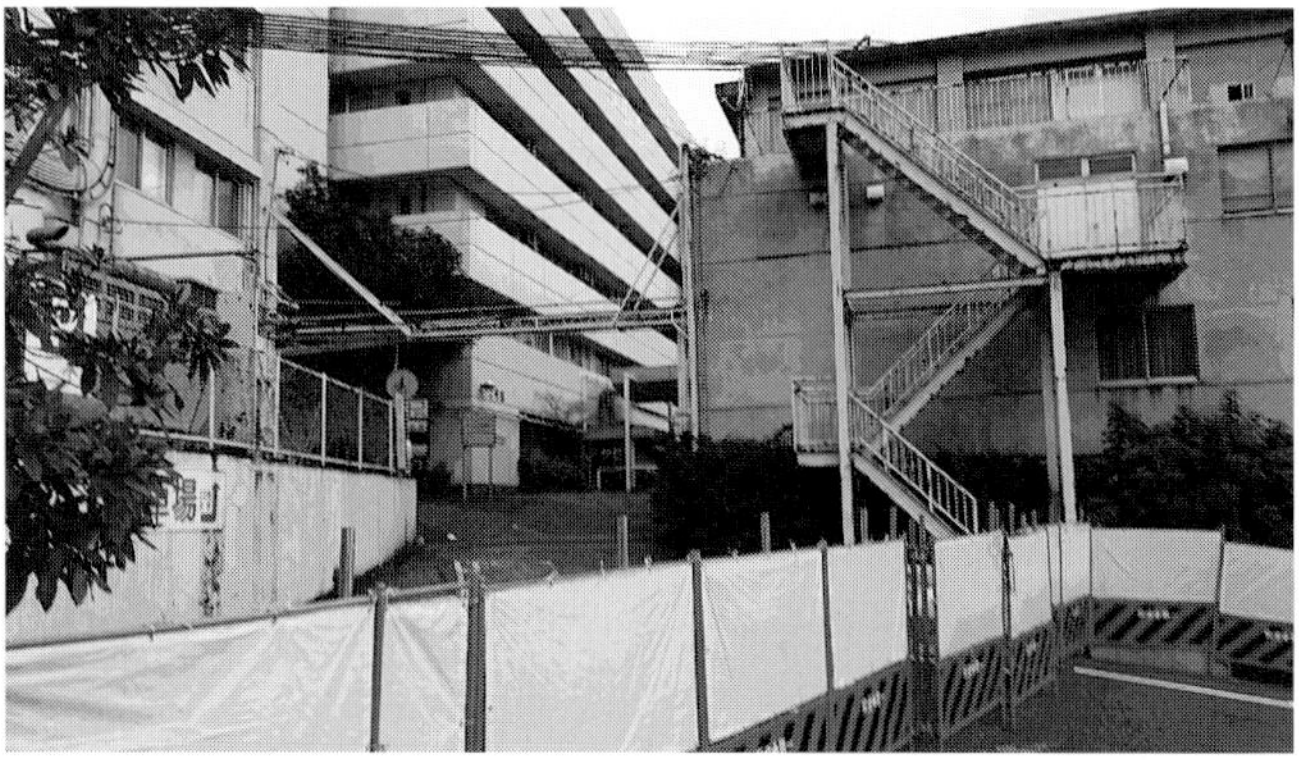

写真18　元・北部共済病院（筆者撮影）

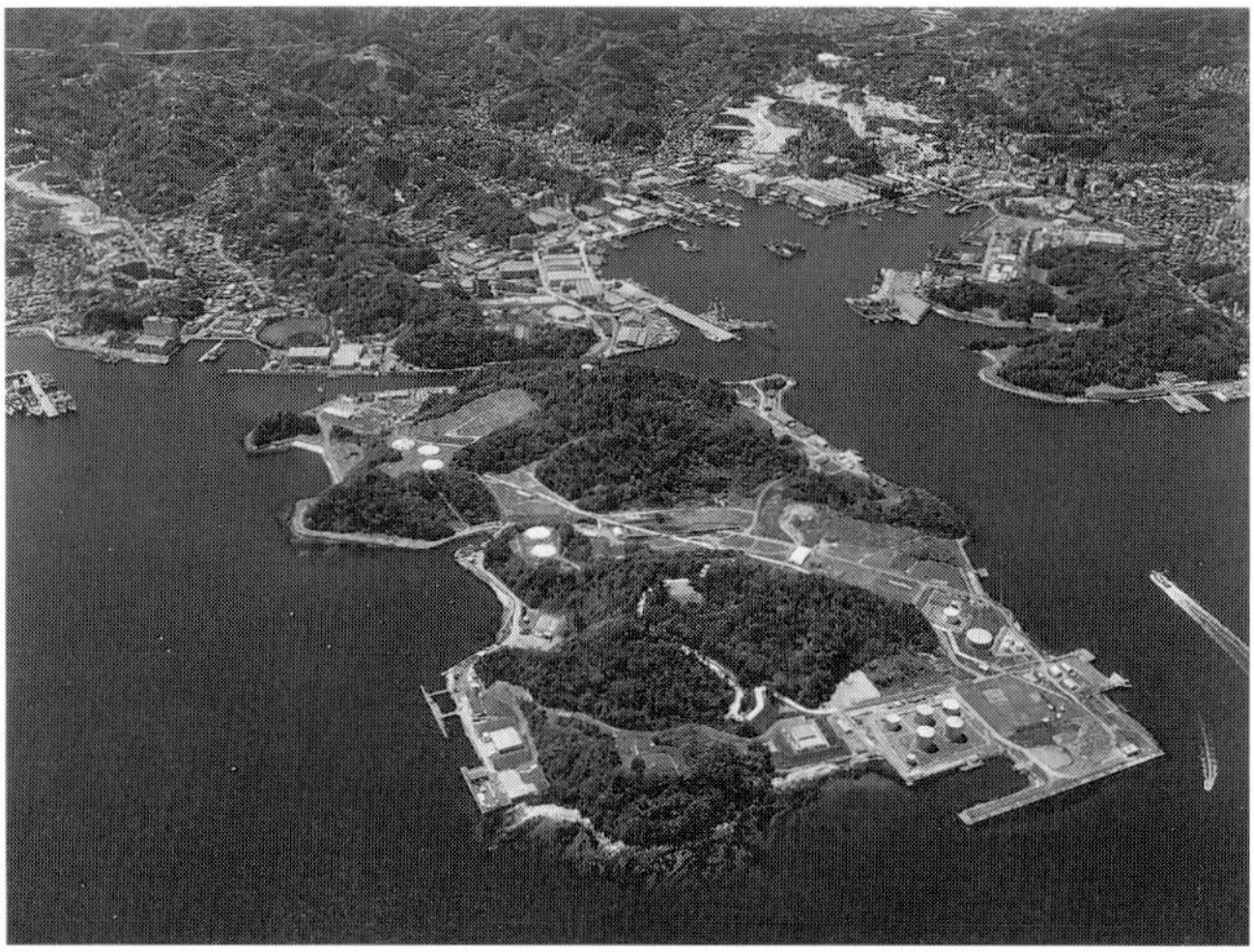

写真19　海側から見る長浦湾（横須賀市港湾部、1990年）

家に生まれ、医学を学んだが途中で儒学者を目指した。雅号は泥亀といい、荘子の思想からとった、泥のなかを這いずる亀のように自由に生きるという意味で、そこから地名に転じた。泥亀は現在も町名に残る。

一八八二年、海軍横須賀造船所は船越新田を永島忠胤や田浦村の鈴木幸八などから買い上げ、翌八三年から工事を始める。埋め立てのために周囲の山を切り崩した。[3] その後、船越商店街は発展した（図9）。全国でこのような干拓がおこなわれ、日本に平野が増えていった。

一九四五年に敗戦を迎え、海軍から共済協会へ承継、同年十二月に横須賀共済病院長浦分院になった。四六年四月に田浦共済病院として独立、八七年十二月一日に横須賀北部共済病院と改称した。

田浦の海軍工廠跡地には、一九四七年にアメリカ軍から要請を受けたイエズス会が旧制中学校の私立栄光学園を創建した。デッカー司令官は軍港横須賀を改造して利用する方針で、海軍施設にカトリック系私立学校も誘致した。もともとここには海軍通信学校や水雷学校があり、その跡地を利用して栄光学園は発展し、すぐに新制中高になった。イエズス会は日本に最初にカトリックを布教したフランシスコ・ザビエルも所属していて、上智大学もイエズス会が設立母体だ。六四年、栄光学園が海上自衛隊横須賀基地に転用されるのを機に、栄光学園は内陸部の現在地に移転した。田浦校地は自衛艦隊司令部になって元に戻った。

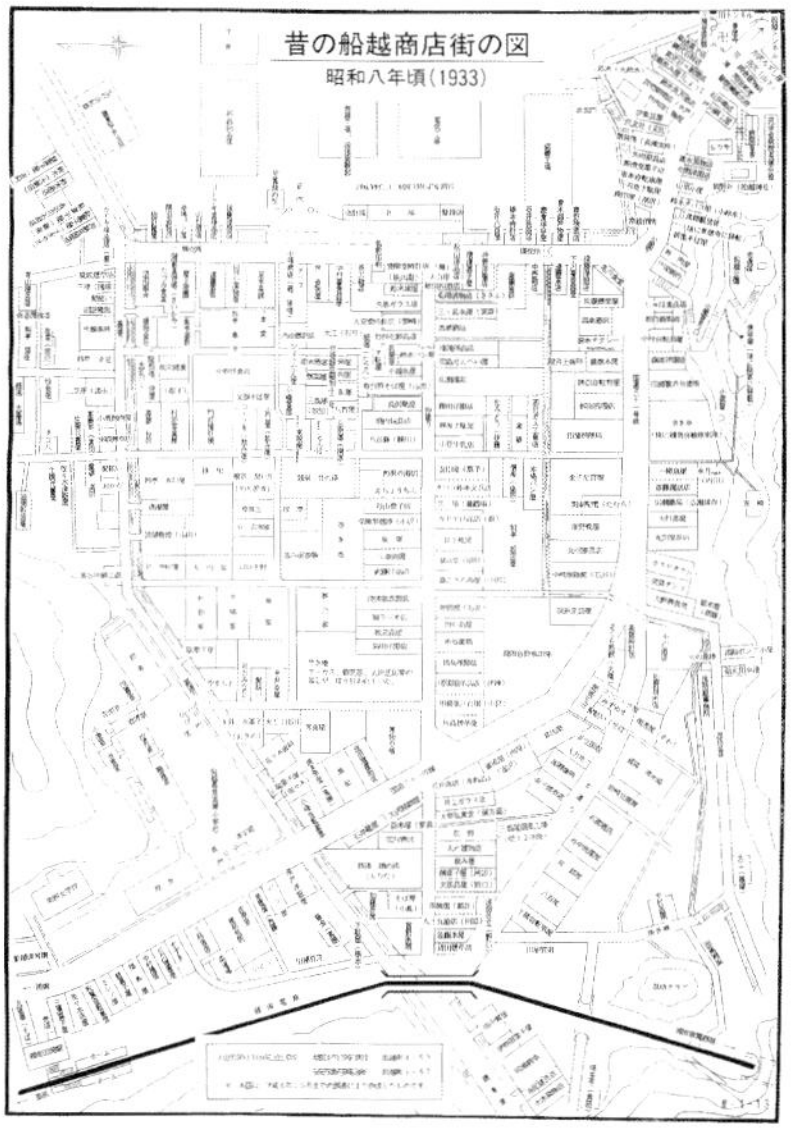

図9　1933年の船越商店街地図
（出典：「横須賀市ウェブサイト」〔https://www.city.yokosuka.kanagawa.jp/2482/walk_taura/b10020.html〕［2019年12月9日アクセス］）

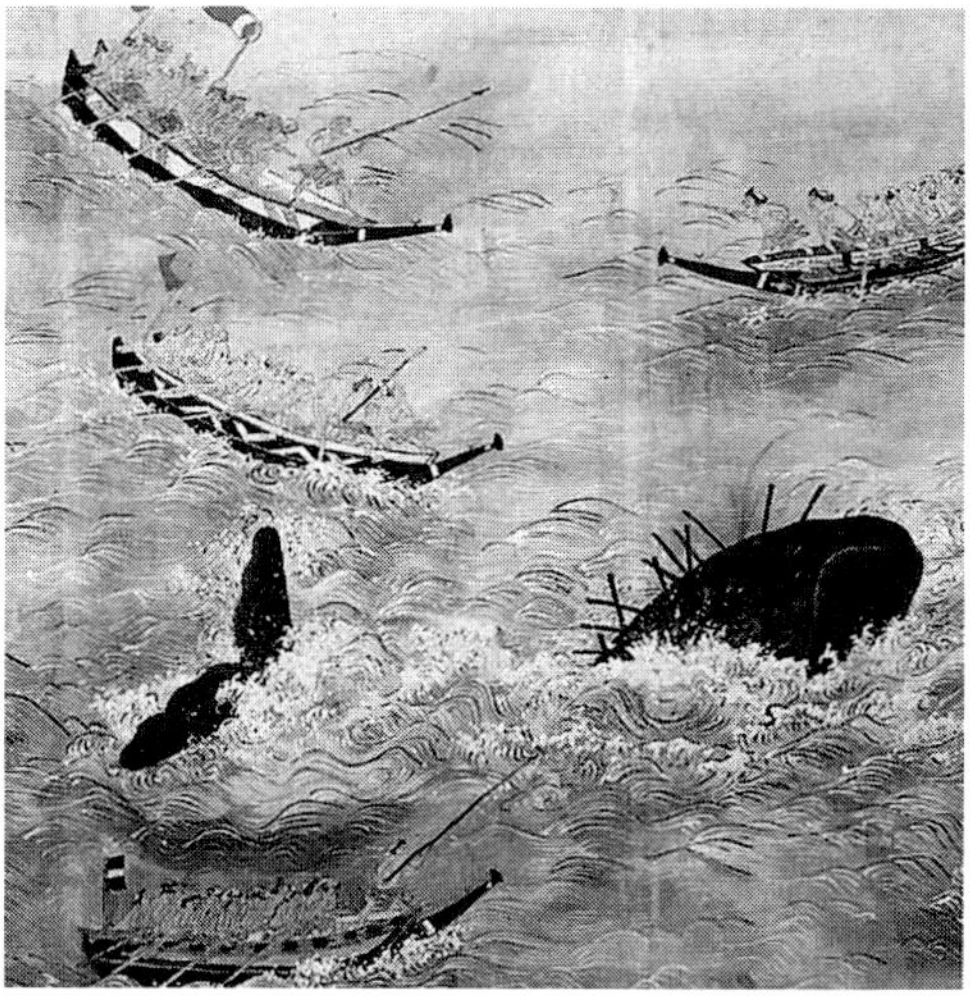

図10　『熊野捕鯨図巻 上巻』
（出典：「長保寺ウェブサイト」〔http://www.chohoji.or.jp/promenade/yoshimune12.htm〕［2019年12月9日アクセス］）

　戦後、長浦港は捕鯨基地（図10）として、また貿易港として栄えた。ちなみにマシュー・ペリーの開国の要求はアメリカ捕鯨船への燃料と水、食料の補給が名目だった。アメリカ大陸周辺で、クジラを捕りすぎて太平洋にきたのだ。ちなみにマッコウクジラを英語で sperm whale というのは、精密機械の潤滑油に使った脳油（別名：鯨蠟）が、外見上人間男子の生殖体液に似ていたからだ。

　田浦に海上自衛隊が拡充されて、一九五六年三月一日に自衛隊横須賀病院[4]が開設された。自衛隊病院は当初、患者を防衛省職員とその家族に限定して有事に備えて余裕をもたせていたが、それでは莫大な赤字を出し続ける。ほかの理由も絡み合い、国民に開放するように方針を改めた。

　自衛隊病院の歴史を振り返ってみると、戦前多数あった陸・海軍病院は、本書で述べているように、様々な形で公立病院に転換された。そのため自衛隊が創設されたときに、専門病院がないという問題が起きた。そこで、戦前の病院とは連続性がない自衛隊病院群、防衛医科大学校[5]や精神病床をもつ防衛医科大学校病院[6]が創建された。

　自衛隊横須賀病院は当初、三浦半島の先のほうにある久里浜に作られた[7]。そのときは病床数が百床（一般三十二床、結核六十八床）だった。その後、一九八八年三月三十一日、当時の共済病院の近くに新築、移転した。このときに百五十床まで増えていた病棟を、結核病床を削って百床にした。一九九九年一月から自衛隊横須賀病院も保険医療機関になり、一般の患者も利用できるようになる。神奈川県から救急病院の指定を受けていて、横須賀市の二次救急の輪番病院にも参加している。

医療の救急システムを説明しておくと、一次救急は軽症患者（帰宅可能患者）、二次救急は中等症患者（一般病棟入院患者）、三次救急は重症患者（集中治療室入院患者）に対する救急医療を扱う。もちろんそこで対応できない重症患者は、より重い患者を診察する病院に転院させる。

精神科と結核病棟を特に明記したのは、本書の冒頭で述べたように精神病とＰＴＳＤは軍隊内で大きな問題であり、集団生活をしているので伝染病も脅威だったからだ。

ここで埼玉県和光市にある国立病院機構埼玉病院[8]にふれておきたい。一九四一年七月二十日に白子陸軍病院として創設された。江戸時代、川越街道に白子宿があり、現在も白子川にその名を残す。東京ゴルフ倶楽部[9]を四〇年に買収し、四一年に陸軍予科士官学校が朝霞に移転してきた。そのとき病院も併設された。士官学校は将校養成学校で、予科とは現在の大学制度でいうと教養課程にあたる。卒業すると、当時は神奈川県座間にあった本科に進んだ。

戦争が拡大するなかで、兵隊ばかりでなく指揮する将校も大量に必要になった。そのため市ヶ谷にあった陸軍士官学校を本科と予科に分け、予科を別の学校として独立させて郊外に移転した。一九四一年から敗戦時まで、予科だけで一万五千人もの生徒が学んだ。予科学校では心理学の講義もあり、教科書が残っている。

一九四三年、昭和天皇が行幸し、予科士官学校を振武台と命名した。当時それぞれの軍事学校を〇〇台と呼ぶ習慣があり、病院も四四年四月一日に振武台陸軍病院と改称した。敗戦後の四五年十二月一日に国立埼玉病院として再出発したが、入院していた傷痍軍人の治療は引き続きおこなった。横須賀と同じでアメリカ

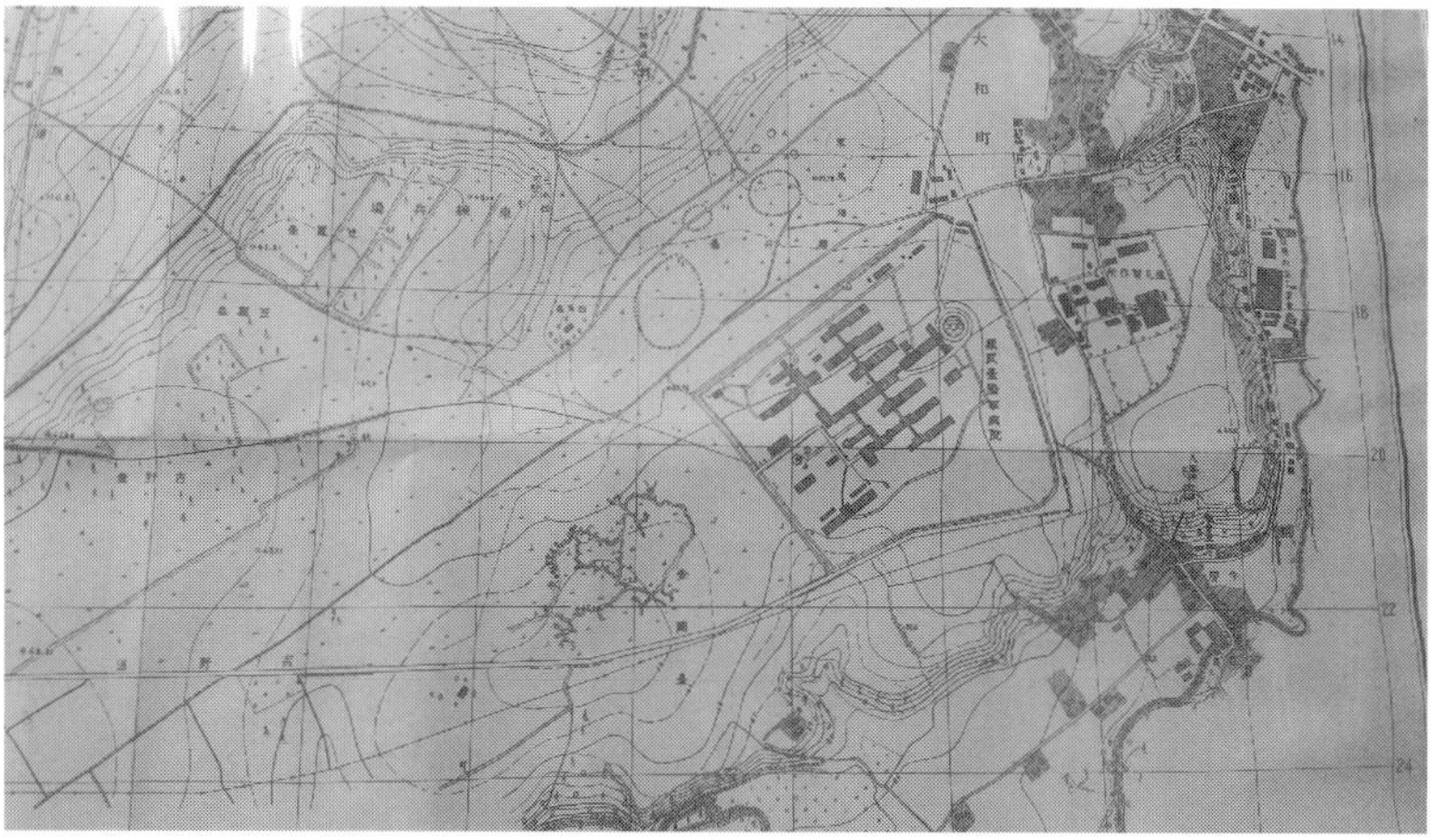

図11　振武台陸軍病院の地図（筆者撮影）

軍は戦後使用するつもりで、予科学校周辺を空襲しなかった。実際、アメリカ軍は学校跡地をキャンプ・ドレイクとして使用した。

振武台陸軍病院は基地ではなく学校に付属していたので、少し特殊な病院だった。当時の地図（図11）とそれをもとにしたジオラマ（写真20）を見てみよう。写真の中央のエの字型が並ぶ建物群とジオラマの手前が病院で、左端に一つだけ離れているのが伝染病病棟か精神科病棟と考えられる。正面玄関から専用の小道が設けられている。現在の埼玉病院と位置は変わらない。ジオラマの上端が予科学校で、その間の荒野は訓練をする練兵場である。

傷痍軍人が多数入院していて、慢性患者をみる後方病院だったようだ。正面玄関にあるのが噴水（ジオラマの右下端）で、職員への聞き取り調査[10]によると同じ場所で戦後の病棟新築のときまで水を吹き上げていたことがわかった。また戦後は結核病棟もあったということだった。

アメリカ軍もベトナムと戦った第二次インドシナ戦争では、キャンプ・ノース・ドレイクに一九六五年十二月三十日に第二百四十九総合病院の運用を開始した。ヘリポートも併設されてベッド数は二百床だったが、戦争が激化すると一時は二千床を超えたという。七一年一月十四日に一部施設を空軍診療所に転用して閉鎖された。

話を横須賀に戻そう。自衛隊横須賀病院が民間患者を診察し始めた影響もあったのだろう、北部共済病院は二〇〇〇年四月に介護療養型医療施設と療養型病床群を設け、急性期と慢性期のケアミックス医療をおこなう方針に転じた。〇九年四月に横須賀共済病院に再度併合されて分院になり、一五年六月三十日に閉院した。

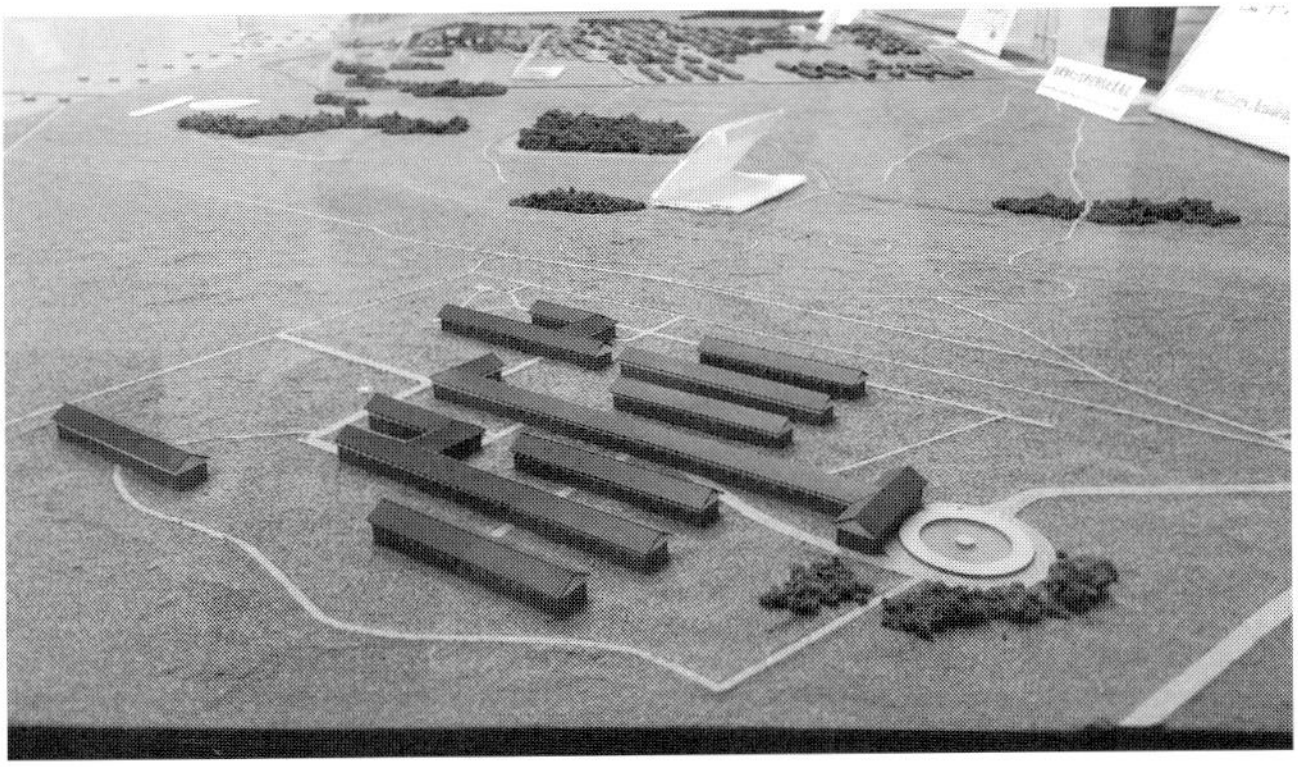

写真20　振武台陸軍病院のジオラマ（筆者撮影）

街自体の人口減少の要因は、工廠という軍独自の直属工場から、戦後に自衛隊の民間工場委託へと軍需産業構造が変化したことだと思われる。さらに交通網が整備され、近くに工場がなくてもすむようになった。

自衛隊病院が国民に門戸を開くのは、地域社会との共存という大きな課題があったからだが、人口減少という追い風もあり、北部共済からの病院の効率化が横須賀では結果的にはうまくいった。

病院は工員、捕鯨船員、港湾労働者、そして栄光学園生徒のけがが、病気も診て地域を支え続けたのである。

注

（1）調査日は二〇一五年十二月二十日。
（2）永島祐伯：一六二四年生まれ、九五年没。地域CMS「にぎわいネット金沢」（http://www.nigiwai-net.com/item/130/category/32）〔二〇一六年一月二十七日アクセス。現在はリンク切れ〕
（3）周囲の山を切り崩した：横須賀市「船越新田」（https://www.city.yokosuka.kanagawa.jp/2482/walk_taura/b10012.html）〔二〇一六年一月二十七日アクセス〕
（4）自衛隊横須賀病院：神奈川県横須賀市田浦港町一七六六番一号
（5）防衛医科大学校：埼玉県所沢市並木三丁目二番。一九七三年創立
（6）防衛医科大学校病院：埼玉県所沢市並木三丁目二番。一九七七年四月十八日設置
（7）久里浜に作られた：神奈川県横須賀市長瀬二丁目七番一号（自衛隊横須賀病院「病院沿革」〔https://www.mod.go.jp/msdf/yhl/mido-enkaku.html〕〔二〇一九年五月二十六日アクセス〕）
（8）国立病院機構埼玉病院：埼玉県和光市諏訪二番一号
（9）東京ゴルフ倶楽部：東京の駒沢から一九三〇年に移転してきた日本最初のゴルフ場。さらに移転し現存する。埼玉県狭山市柏原一九八四番
（10）調査実施日は二〇一九年五月二十三日。

元海軍要塞、猿島から見るアメリカ軍の病院

船の修理ドックとともに猿島の海軍要塞も横須賀特有のものである。あるとき、私は波が荒い猿島に上陸した[1]。船が横波を受けて転覆するのを避けるために、沖合に直線に出て、島陰に入ると港に進路を変えた。海上自衛隊の護衛艦が出港するところだった（写真21）。

猿島を訪れた理由の一つは、横須賀アメリカ海軍病院の全景を海から捉えることだった。病院の前身は横須賀海軍病院で、一八八〇年に基地内に開院した（写真22）。日本の軍港では初の海軍病院で、当時は軍人や軍属だけが官費、つまり無料で治療を受けられ、その家族も必要があれば外来治療や入院ができた。

一九四五年の敗戦でアメリカ軍に移管された。病院の移管についていうと、東京帝国大学教授の呉秀三が書いた拙訳の『[現代語訳]わが国における精神病に関する最近の施設[2]』に衛戍病院の表が載っていて、例えばそのなかに旅順衛戍病院もある。「占領、建設年不明」と記している。病院も戦利品のなかで貴重な存在だった。軍隊に病院は不可欠で、建築には費用がかかる。だから接収する。第二次世界大戦まで、戦争は勝てば儲かるものだった。日清戦争の賠償金で日本が工業化を成し遂げ、日露戦争では陸軍が健在なロシア軍との痛み分けで、賠償がなかったために日比谷焼き打ち事件[3]が起きたほどだ。

地元では横須賀共済病院を海軍病院と勘違いしている人が多い。しかし、共済病院は港から離れているので、それだと有事のときに、艦船で運ばれた急病人は途中の米が浜あたりで亡くなってしまう。アメリカ軍基地内に旧日本海軍病院跡があり、その後アメリカ軍はやや離れた岸壁に近代的なアメリカ海軍病院を作っ

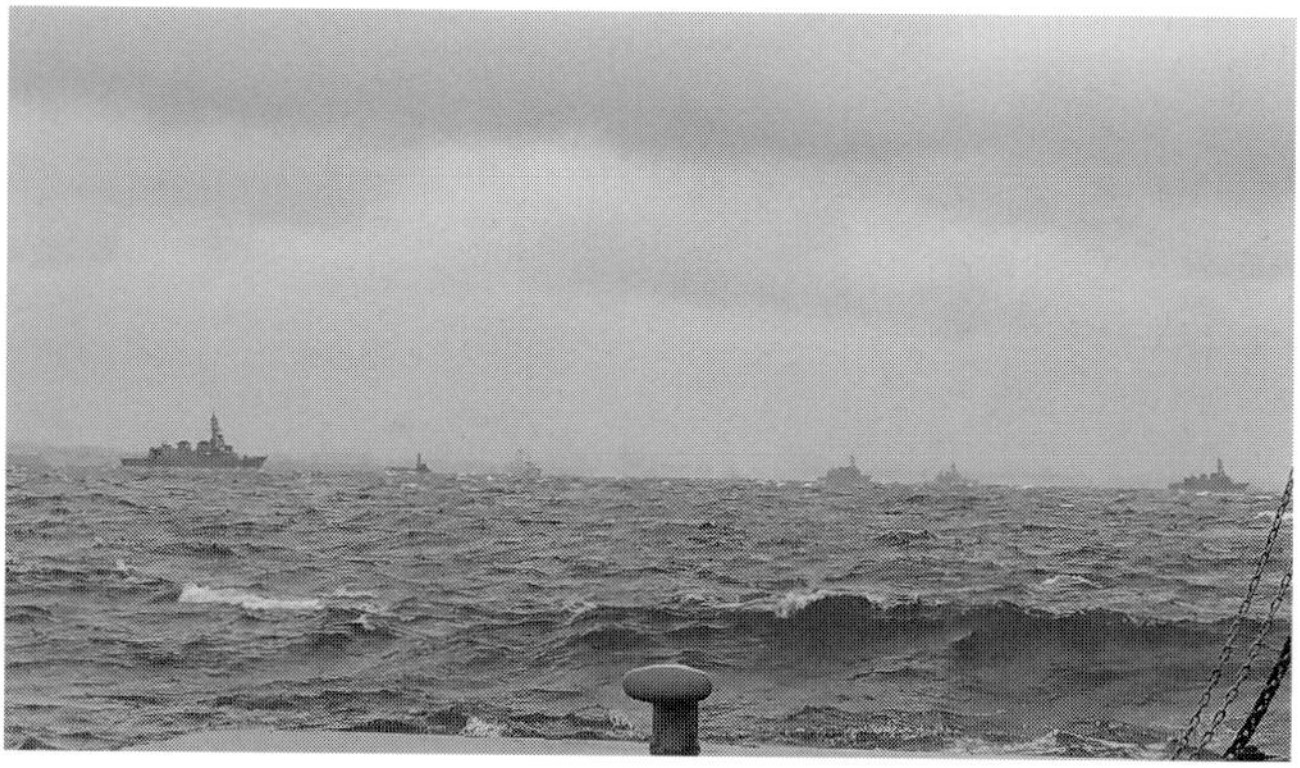

写真21　自衛艦隊（筆者撮影）

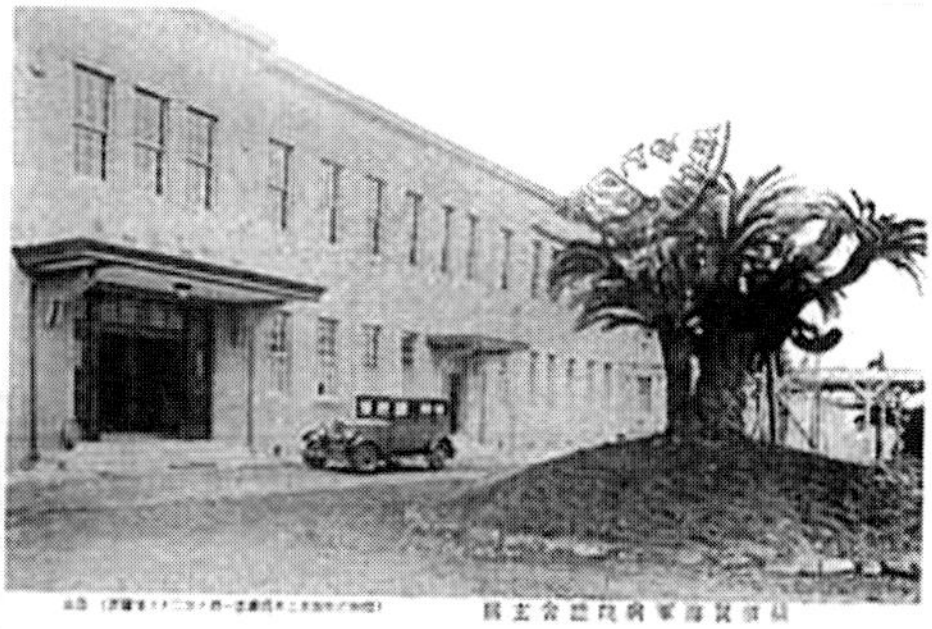

写真22　横須賀海軍病院庁舎の絵はがき
（出典：「東京湾要塞——三浦半島・房総半島戦争遺跡探訪」〔http://tokyowanyosai.com/sub/kai/yokobyo.html〕［2019年5月29日アクセス］）

た（写真23）。

横須賀に住んでいるアメリカ軍人は多い。原子力空母は一艦に二千人から五千五百人が乗り込んでいて、軍艦が入港すると、十カ月後にベビーブームが起きる。アメリカ軍病院は外科系が充実しているが、小児科はその性格上あまりない。病気を抱えた子どもが生まれると、アメリカ軍病院から市立うわまち病院に移送される。小児医療センターが充実しているからだ。

元海軍要塞、猿島から見るアメリカ軍の病院

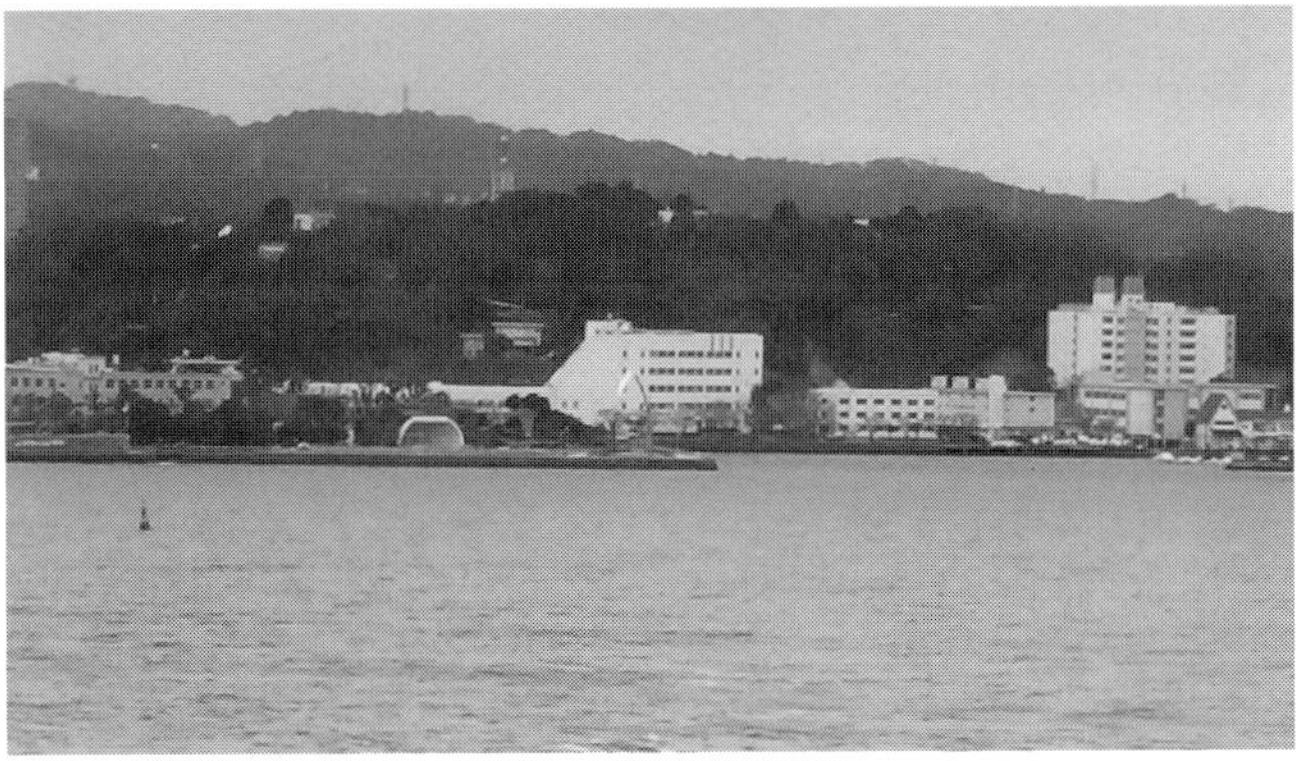

写真23　写真中央の建物が横須賀アメリカ海軍病院（筆者撮影）

戦前の日本の海軍病院も診療科目は外科系や内科系のほかは、伝染病、脳神経外科やリハビリだけで、産婦人科や小児科はなかった。一九一六年当時、横須賀海軍病院は東洋一の規模、最高の設備で、千百床だったという。

アメリカ軍病院の看護師には男性が多いのが特徴だ。やはり世界中に転勤があるのだろうか。二〇一五年に合同研究会に出たことがあるが、アメリカ軍側から出た症例はマラリアだった。ビールがたっぷり供された親睦を兼ねた研究会で、当時の院長は二代続けて精神科医で、やや離れたところに精神科病棟があるということだった。アジアは平和でアメリカ軍病院は閑散としているが、緊急時にすぐ負傷兵を運び込めるように海に面していて、戦闘を想定している。

猿島のガイドの説明によると、小さな岬の中間の土地が海に沈み先端が島になったそうだ。横須賀市文化会館がある中央公園が古代

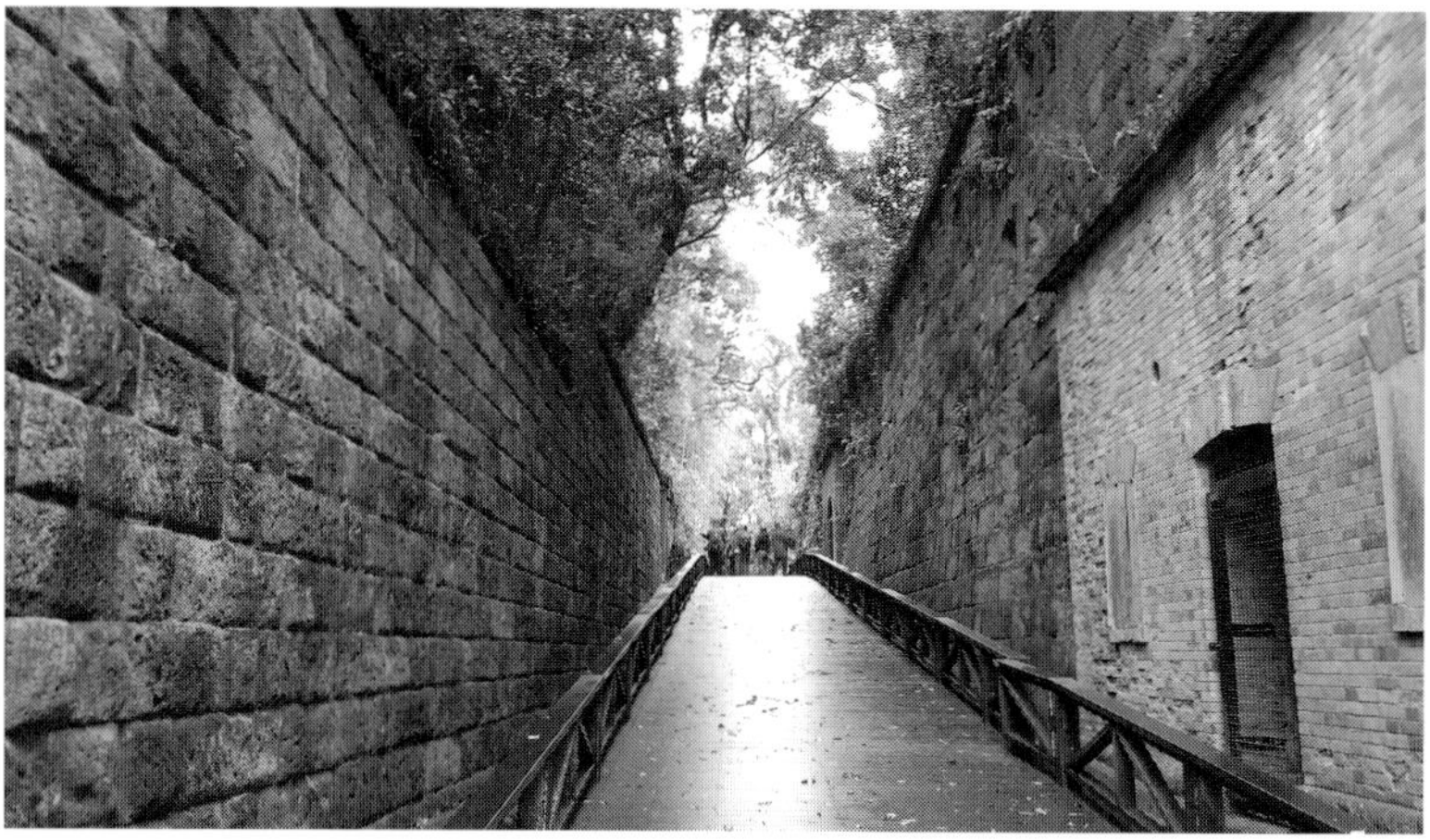

写真24　猿島の道（筆者撮影）

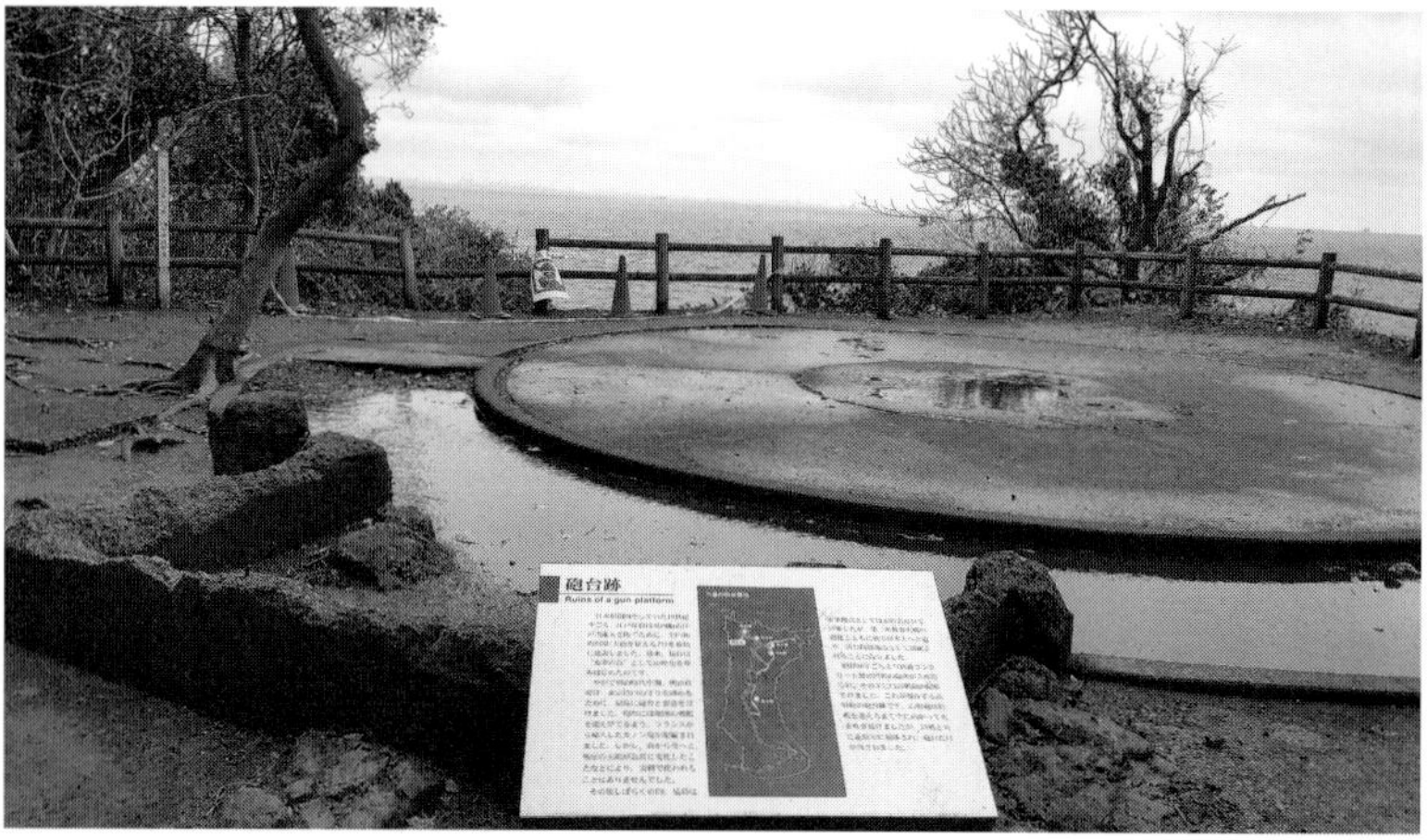

写真25　砲台跡（筆者撮影）

の陸続きの根元に当たる。ペリーの黒船来航の二の舞にならないために、東京湾の猿島に海軍要塞を作った。中央を深く掘り下げて道にして、船からの艦砲射撃を防いだ（写真24）。一九四五年頃になると船への砲台（写真25）が、Ｂ29への高射砲に変わった。

明治時代は本気で本土決戦も想定していた。例えば阪神の守り、紀淡海峡に浮かぶ沖ノ島にも、猿島に似た要塞砲台跡が点在している。東京のお台場も、もとは海上砲台である。

注

（1）上陸したのは二〇一六年一月三十日。

（2）呉秀三『［現代語訳］わが国における精神病に関する最近の施設』金川英雄訳・解説、青弓社、二〇一五年、一八七―一八九ページ

（3）日比谷焼き打ち事件：一九〇五年九月五日、東京の日比谷公園でおこなわれた日露戦争の講和条約に反対する国民集会をきっかけに発生した暴動。

三浦市立病院——軍港病院の周辺

三浦市の人は、昔のにぎわいをしみじみ語る。数カ月の遠洋航海から帰り、どんぶりで酒を飲んだ話などだ（写真26）。以前、半島の突端の城ケ崎にも職場旅行にいったことがあるが、街はずいぶん静かになった。

三浦市立病院は道路脇の高台にあり、総務省の経営改革の優良例を紹介する「公立病院経営改革事例集[1]」に取り上げられている。成り立ちに軍港特有の必然がある。「軍港では周囲の自治体の病院建設が、患者分散に拍車をかけている」と前述した。三浦市立病院は、一九五二年に三浦市唯一の一般科病床をもつ総合病院として開設された。同じく三浦市にある福井記念病院も見学[2]したが、合併症病棟があって内科・外科医がいたので、二〇二〇年時点ではこちらのほうに入院することも可能だ。

三浦市立病院は横やりを入れる中小病院がなく、病診連携がうまくいっている。ウェブサイトにも「年末年始（十二月二十九日から一月三日まで）の内科系又は外科系は三浦市立病院のみの対応[3]」と明記してある。

横須賀と三浦の間には、軍港時代からのいい連携が保たれている。三浦市は海に囲まれていて隣の街は横須賀市しかなく、医療圏として考えると半島は軍港を中心に一つである。横須賀の反対側には横浜市、逗子市、葉山町がある（図12）。

一九四三年四月一日に浦賀町、北下浦村、武山村、逗子町、長井町、大楠町が横須賀市に編入したが、五〇年七月一日に横須賀市から分立して逗子町が再置された。逗子市のウェブサイトにも明記[4]してある。五四年四月十五日、逗子町が逗子市になり五五年一月一日には南下浦町、三崎町、初声村が合併して三浦市になった。この前後に三浦市立病院ができているので、わが街にも病院をという雰囲気があったのだろう。

反対側は湘南ブランドのためか大合併せず、すべての市町村に病院ができるには至らなかった。実際、横

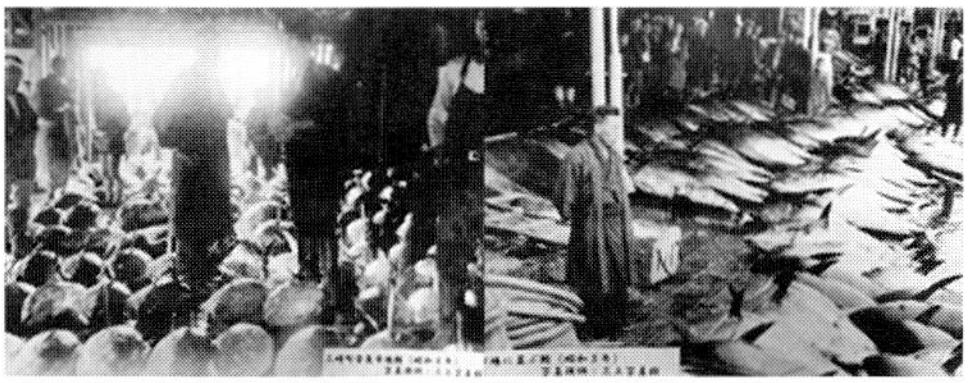

写真26　1929年（左）と30年（右）の市場の様子
（出典：「三崎港付近にあった幻の「マグロード」はどこへ？」〔https://hamarepo.com/story.php?story_id=3731&from=https%3A%2F%2Fhamarepo.com%2Fstory_list.php%3Fpage_no%3D4%26user_id%3D4701%26fromStory%3D3731〕［2019年5月29日アクセス］）

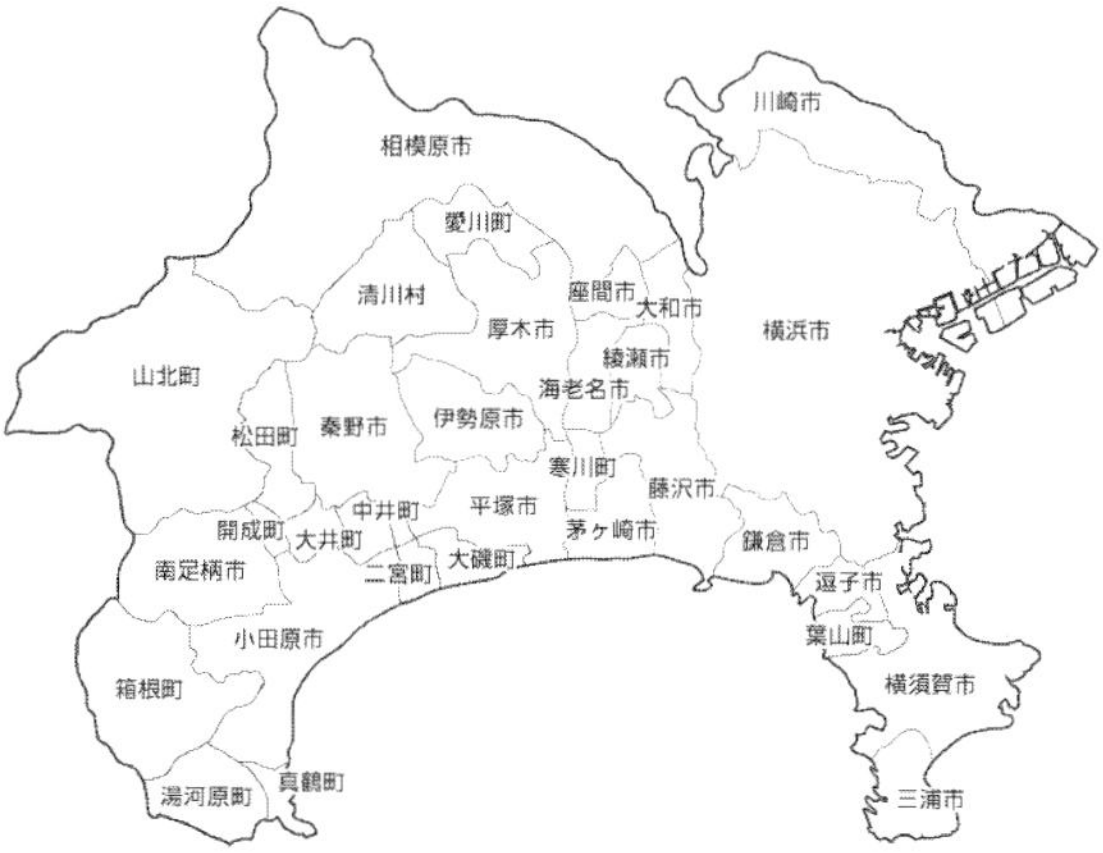

図12　神奈川県の市町村
（出典：「神奈川県シルバー人材センター連合会ウェブサイト」〔http://www.k-sjc.com/town.html〕［2016年6月1日アクセス。現在はリンク切れ］）

須賀の病院には逗子市や葉山町の人が多数きている。葉山町は一八九四年に葉山御用邸が作られ、大正天皇の死去にともない、昭和天皇が践祚《せんそ》（天子の位を受け継ぐ）の式を挙げているためか、合併したことがない。

注

（1）総務省「「公立病院経営改革事例集」の公表」二〇一六年三月三十一日（http://www.soumu.go.jp/menu_news/s-news/01zaisei06_02000131.html）［二〇一六年六月十二日アクセス］

（2）見学日は二〇一六年三月十七日。

（3）三浦市「救急医療情報」（http://www.city.miura.kanagawa.jp/kenkou/kyukyuiryo.html）［二〇一九年五月二十九日アクセス］

（4）逗子市「市の歴史」（http://www.city.zushi.kanagawa.jp/intro/zusisi/ayumi.html）［二〇一六年六月一日アクセス］

カンファレンス、舞鶴市民病院

「後医は名医」という言葉がある。最初よりもあとから診察した医者のほうが経過を知っているので、腕がよくみえる。あとからでは何とでもいえるという戒めだ。軍港の問題点は、うまくいっているときは浮かび上がってこない。問題が表出した具体例を一つ挙げる。

舞鶴市（図13）は軍港のなかでも日本海側の要で、逆日本海(1)（図14）地図で見るとその重要性がよくわかる。大陸から見ると、日本海は実は東の果ての巨大な湖で、その向こうに日本が横たわっている。大陸からのわずかな航路の違いで、日本のどこにでもいける。

舞鶴は明治時代はロシアや中国への防衛の要衝だったが、日本の大陸侵攻が進むとその重要性が薄れた。だが一九四五年に第二次世界大戦が終結し、外地から約六百六十万人の日本人が引き揚げ、舞鶴は一時的に重要性を増した。四五年十月七日の最初の引き揚げ船の雲仙丸から五八年九月七日の白山丸まで、十三年間にわたって約六十六万人の引き揚げ者を舞鶴は迎え入れた（写真27）。その役割は大きく、舞鶴引揚記念館(2)があるほどだ。

舞鶴市民病院は、一九四〇年六月十日に海仁会病院として創設された。横須賀の聖ヨゼフ病院と同じ系列だが、四七年十一月一日に市立舞鶴市民病院になった。海軍・陸軍病院はその地域ごとに様々に変化していった。二〇〇四年の「京都新聞」の記事を引用する。

京都府舞鶴市溝尻、市立舞鶴市民病院の副院長（五十五）が三月での退職を表明、他の内科医師十三人

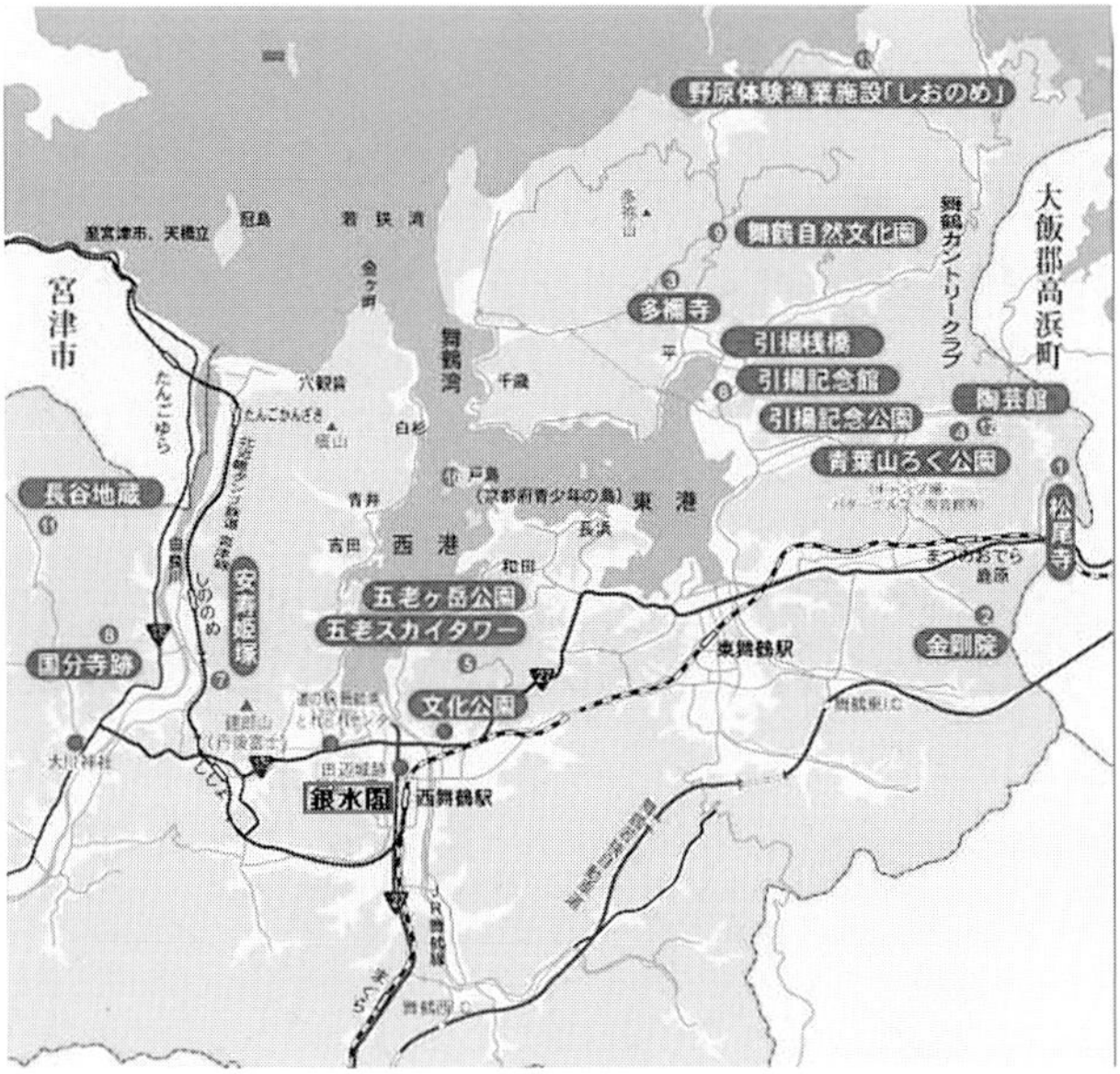

図13　舞鶴港
（出典：「舞鶴市全図」〔http://www.ginsuikaku.com/map/maiduru.html〕［2019年5月29日アクセス］）

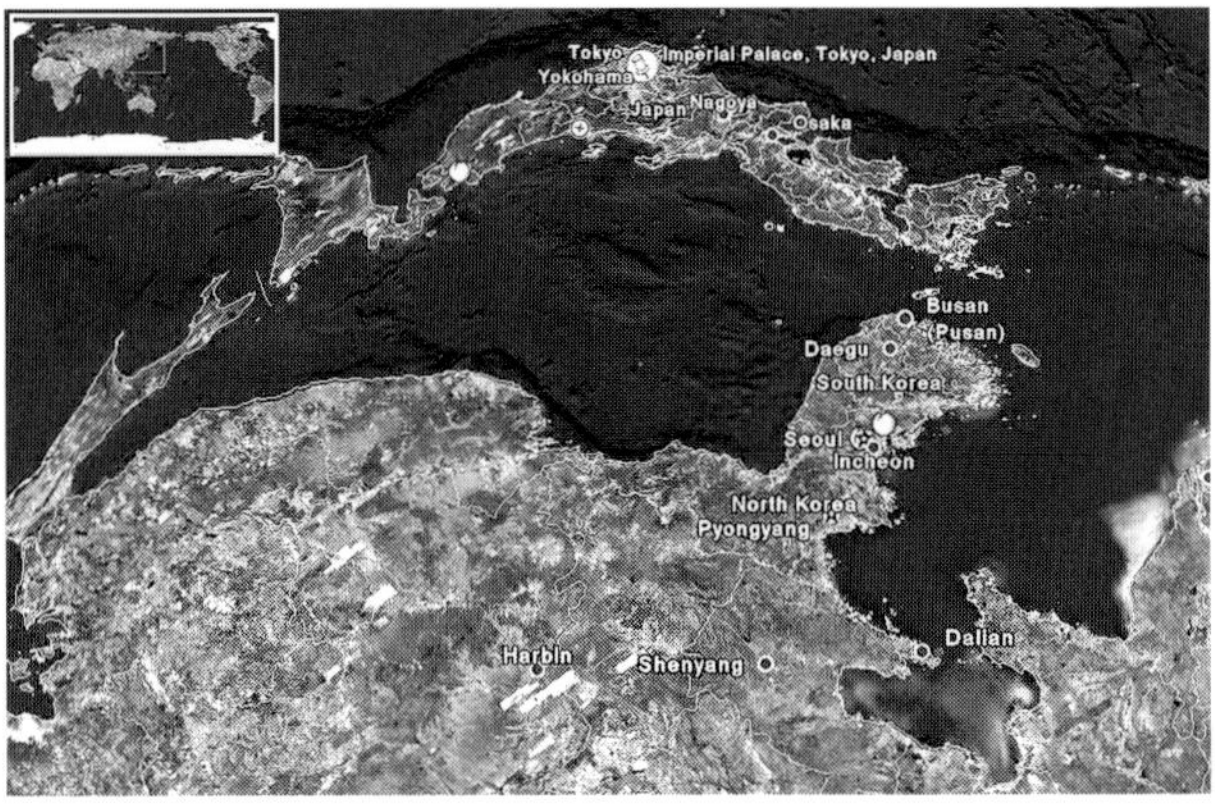

図14　逆日本海

中十二人が退職するか辞意を申し出た問題で（略）診療体制にさらに影響が出ていることが〔二月：引用者注〕三日判明、患者の間に不安が広がっている。[3]

その後の経過はこうなった。

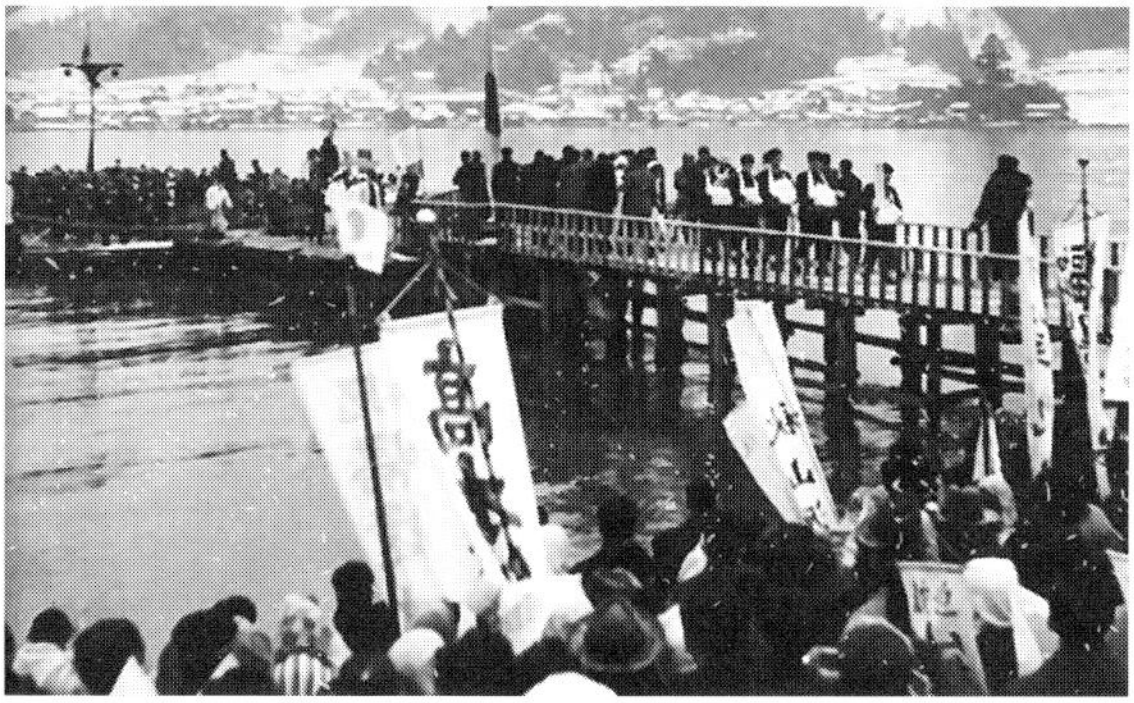

写真27　舞鶴の引き揚げの様子
（出典：舞鶴市編『引揚港舞鶴の記録』舞鶴市役所、2000年）

平成一五年度末〔二〇〇四年三月：引用者注〕の内科医師の集団離職以来、平成一八年三月末の外科系常勤医師の退職に続き、同年六月末には、病院長も退任し、そのときの入院患者数は、一日平均二人、（略）ほぼ閉院に近い状態。[4]

直接的には書かれていないが、病院システムは崩壊した半面、舞鶴全体ではベッド数が過剰だったため地域医療は安定していた。そして医師以外の職員は退職しなかった。舞鶴市民病院は内科のベッド数五十床に対し、内科医が十四人いて、それを三チームで受け持っていた。アメリカから臨床医を呼んで教育に当たらせ、彼らを「大リーガー医」と呼んだ。

余談だが、舞鶴は一九九三年四月五日から同年十月二日まで放送されたＮＨＫ連続テレビ小説『ええにょぼ』の舞台だった。新婚の研修医が舞鶴中央病院の内科に配属され、医師として成長していく話である。近くの伊根町の住居にある小舟を格納する舟屋（写真28）も撮影されていて貴重だ。タイトルの言葉は丹後弁で美人を指す。この頃が病院の絶頂期だった。

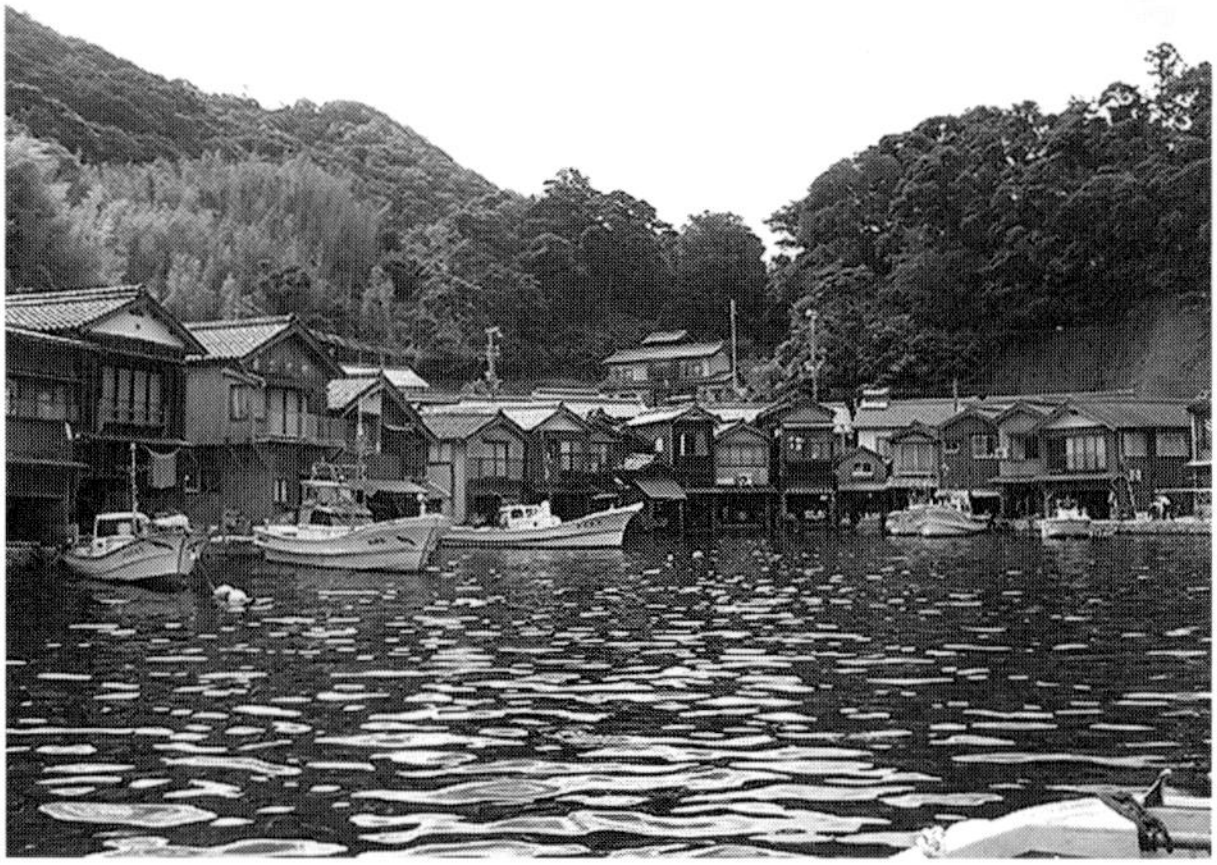

写真28　伊根の舟屋
（出典：伊根町観光協会ウェブサイト〔http://www.ine-kankou.jp/views/page/2/〕［2019年5月29日アクセス］）

　舞鶴市民病院は一九九五年度に岡田上・岡田中・神崎の三診療所と、閉鎖された国保八雲病院を引き継いで開設された加佐診療所もサテライトとしてもっていた。地域の医療施設は統合・縮小の傾向にあった。

　当時の副院長は一九四八年大阪市生まれの松村理司で『〃大リーガー医〃に学ぶ』[5]『地域医療は再生する』[6]などの著書がある。彼は舞鶴市民病院退職と同時に、民間病院に移った。

　『地域医療は再生する』の二ページから七ページに、松村が舞鶴市民病院の総括を書いている。それによれば二〇〇二年一月、舞鶴市長室に病院幹部が呼ばれ、市長は「病院管理者としてこれ以上、慢性的な赤字を放置できない」と言って強く机を叩いたとある。松村側の一つの返答として〇二年九月に『〃大リーガー医〃に学ぶ』が出版された。いろいろな打開策が模索されたが、前記したように〇四年春に松村やほかの医師は退職した。

　なお、松村自身も記しているように権力争いなどがあったわけではない。冷静に読み解くと、巨額の資金を使った医療・研修システムがバブル崩壊後に維持できなくなり、医師も派遣大学病院も舞鶴市民に魅力を感じなくなったということらしい。多数の人々が軟着陸を目指したが墜落してしまった。その研修システムは、松村が再就職した民間病院で薄めたものとして継続した。

舞鶴にはもともと四つの病院があった。舞鶴医療センターは、一九〇一年に舞鶴鎮守府の海軍病院として創設、三七年に舞鶴鎮守府病院になる。四五年十月には引き揚げ患者の上陸第一病院に指定され、引き揚げ患者の収容、治療、転送を受け持った。四五年十二月に国立舞鶴病院として厚生省に移管され、二〇〇四年、国立病院機構舞鶴医療センターになった。

舞鶴共済病院は一九〇七年三月、舞鶴海軍工廠職工共済会病院として設立され、敗戦後の海軍省の解体で四五年十月に共済協会舞鶴共済病院になった。

舞鶴赤十字病院は、地元の強い要望で地域の診療と京都府北部の災害救護の拠点として、旧海軍工廠の建物を改修・整備し、一九五三年六月一日に一般病床九十床で発足した。三浦半島でいうと、三浦市立病院に近い立場かもしれない。

退職騒ぎが起きた二〇〇四年春以降の舞鶴市民病院の経過は、次のようなものだ。内科医不在の状態が二年続いた。〇六年一月、自力再建を断念して民間病院への業務委託を決定したが、その後、計画は白紙化した。七月には外科なども引き揚げて院長一人、内科医一人になったが、看護師や事務ほか大部分は残留したため、毎月約八千万円の赤字を出し続けた。舞鶴市は〇六年八月に兵庫県の民間病院へと委託先を変更、〇七年一月九日には受け入れ病床が六十床に戻った。

二〇〇七年二月、市民病院問題を争点として舞鶴市長選挙がおこなわれた。市長の後継者が敗れ、民間委託化が白紙に戻った。そのため民間病院は、四月末で舞鶴市民病院から医師を引き揚げた。同年五月には公

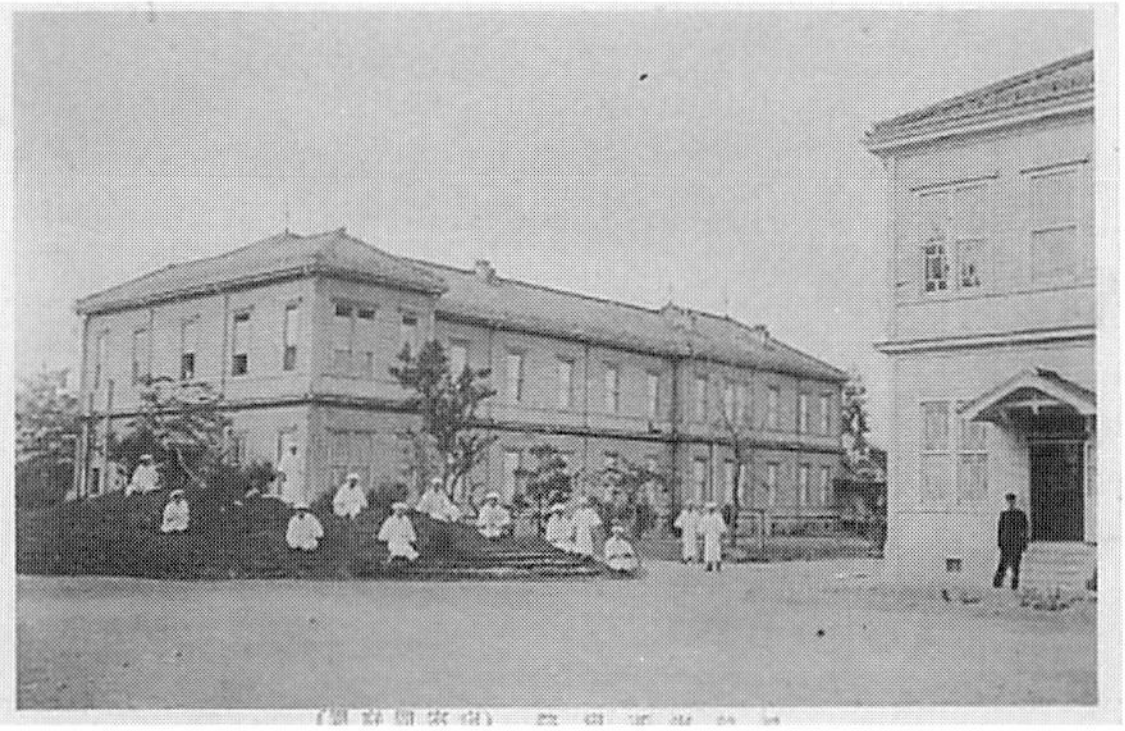

写真29　舞鶴海軍病院の病棟
（出典：「古絵葉書・舞鶴海軍病院」〔http://besanko syashin.blog56.fc2.com/blog-entry-152.html?sp〕［2019年5月29日アクセス］）

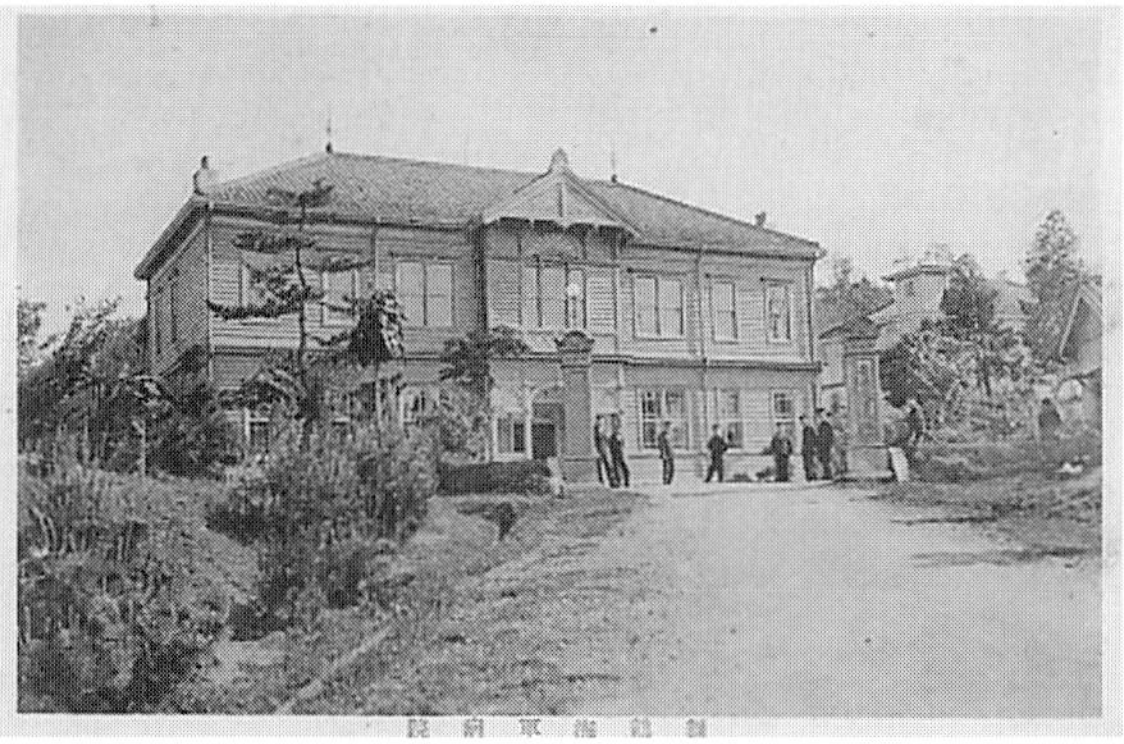

写真30　舞鶴海軍病院の本館
（出典：同ウェブサイト）

立四病院の経営統合方針が出たが、〇九年十月に舞鶴共済病院が離脱して撤回された。

任期満了に伴って二〇一一年二月六日におこなわれた舞鶴市長選挙で市長が変わり、舞鶴市民病院は外来を廃止し移転して療養病院となり百九十七床を削減することになった。その当時、舞鶴市の四病院と京都府立舞鶴こども療育センターの病床数は千百十五床だった。それぞれの病院の戦前の名前と写真（絵はがき）を下記に列挙する。

①市立舞鶴市民病院（一般百七十五床、療養二十三床）

②国立病院機構舞鶴医療センター（一般三百九十五床、精神百五十五床）、戦前の海軍病院（写真29・30）。

③国家公務員共済組合連合会舞鶴共済病院（一般三百二十床）（写真31）。横須賀にも共済病院が多数あるように、舞鶴にも分院があった（写真32）。

④舞鶴赤十字病院（一般百五十床、療養四十八床）（写真33）

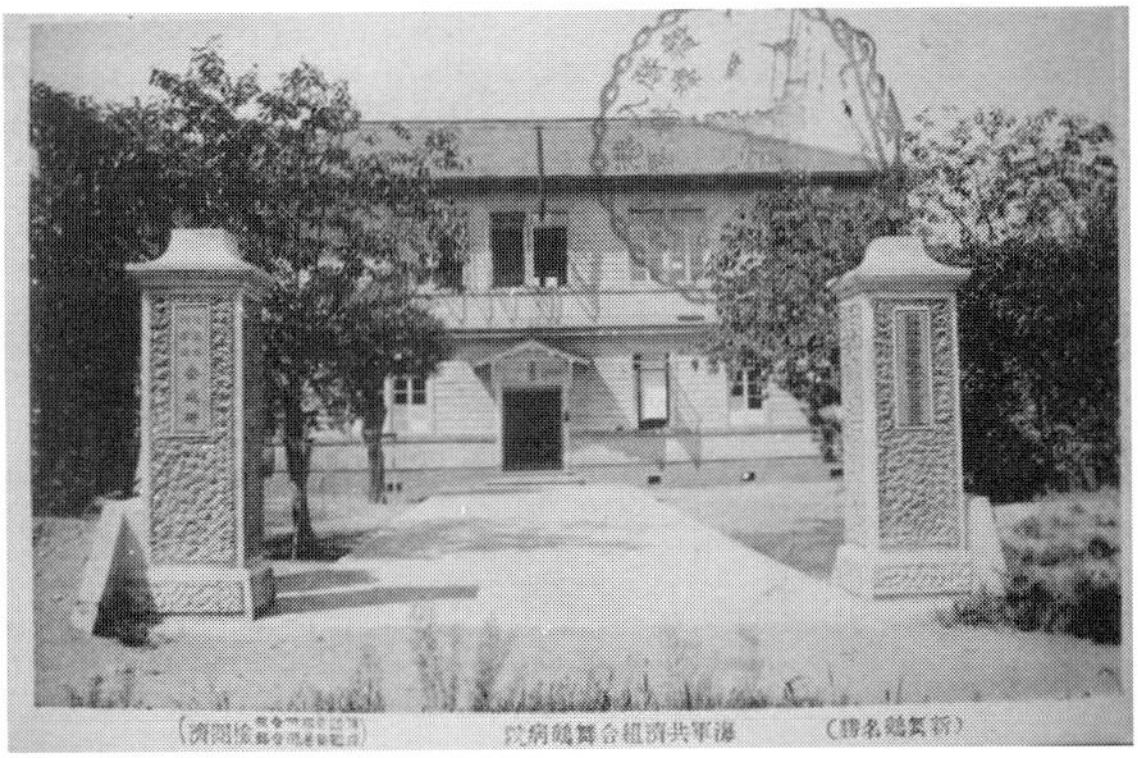

写真31　海軍共済組合舞鶴病院

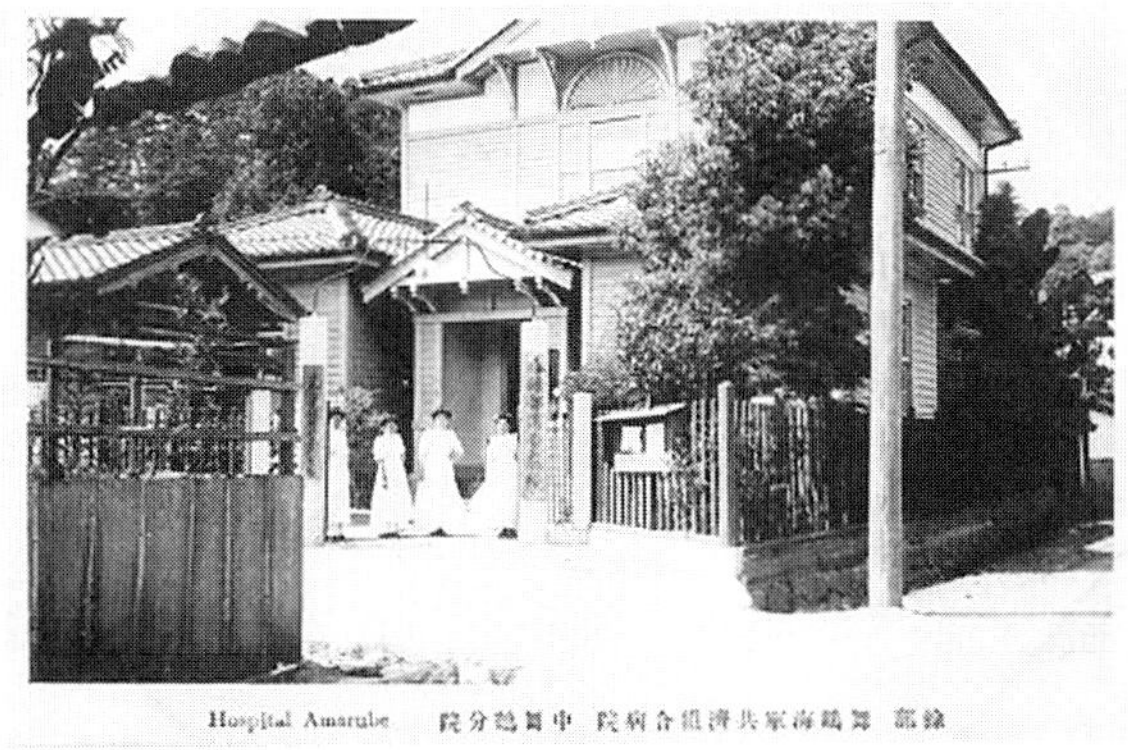

写真32　舞鶴海軍共済組合病院の中舞鶴分院
（出典：「古絵葉書・舞鶴海軍共済組合病院　中舞鶴分院」〔http://besankosyashin.blog56.fc2.com/blog-entry-726.html?sp〕［2019年5月29日アクセス］）

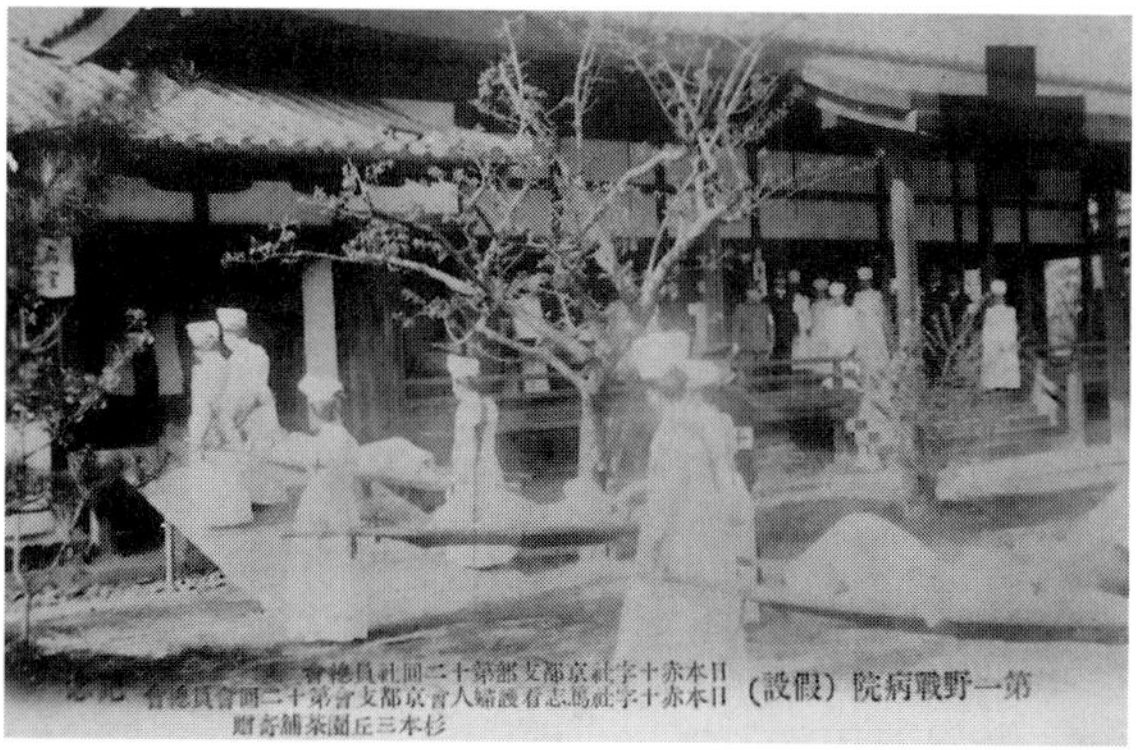
第一野戰病院（假設）
日本赤十字社京都支部第十二回社員總會
日本赤十字社篤志看護婦人會京都支部會第十二回會員總會 記念
杉本三丘園茶舗寄贈
写真33　京都日本赤十字社第1野戦病院仮設

⑤府立舞鶴こども療育センター（一般六十床）。一九五八年、国家公務員共済組合連合会が舞鶴共済整肢学園として開設。

多々見舞鶴市長のブログ[7]が舞鶴市民病院の収支のデータを示している。収益と給与費だけを抜粋する。二〇〇七年度の医業収益が三億円、給与費七億三千万円、〇八年度は収益五億千万円、給与費八億四千万円、〇九年度は収益六億五千万円、給与費八億円。

医師が退職したからといっても、それ以外のスタッフは生活があるので、患者がいてもいなくても簡単に辞められない。膨大な赤字分が、市の財政から出費された。二〇〇六年三月末には舞鶴市の医療の経済状況は完全崩壊した。地域全体の病院の外来患者数も減少し、〇二年度と〇九年度の比較で、市民病院が約五百人減、舞鶴医療センターで約三百人減、舞鶴共済病院と舞鶴赤十字病院がそれぞれ百人減った。

一九九三年くらいまで、人口が十万人に満たない舞鶴に公的病院病床数が千百床あった。さらに近隣の市町村の医療が充実したために、舞鶴市内への患者流入は減少し、病院の自然淘汰が発生したのだ。

比較例として、舞鶴と京都の間の綾部市をみてみよう。綾部市はグンゼ発祥の地として知られる。もともとグンゼは一八九六年に、農家が養蚕した繭を買う製糸会社としてスタートした。創業者の波多野鶴吉が「今日の急務は国に国是を、県に県是を、郡に郡是を定むるにあり」という所信に共鳴して社名を付けた。郡是とは郡の方針という意味だ。蚕糸業は一九八七年に終了し、その後は下着などを作っているが最近は不動産開発事業に力を入れている。

その綾部市には一九九〇年八月、重要な役割を果たしてきたグンゼ病院の後継として綾部市立病院ができた。二〇〇二年には産婦人科などが設置され、市の医療を担い現在に至る。前に述べた横須賀市と三浦市の関係に似ているが、異なるのは舞鶴市が多数の市に囲まれていることだ。

前記の二〇〇七年五月の公立四病院の経営統合方針案とは、「将来的に舞鶴市の病院を一、二病院、約七百床に再編し、一つの運営組織で管理する」ということだった。前市長はこの案を掲げ、市長選挙で大敗した。問題は、当時の市役所は赤字を抱える市民病院に頭を抱えていたが、市民や他病院、開業医は何も困っていなかったということだ。

総括として、舞鶴市がほかの地域医療と異なるのは、舞鶴市は軍港の特殊性があり、病院過剰地帯だったということがいえるだろう。人口低下のほかに周囲の市町村の医療の充実が重なり、舞鶴市の病院の外来や入院患者数は減少していった。そこに出費が大変多い研修医システムが導入された。京都市のような発展の余地がある場所ならまだよかった。実際、副院長が転出した民間病院は京都市にあった。

何事もそれまでの流れと、歴史・地域などの背景とのバランスを考えることが重要だということを教えてくれる。日本経済は低迷し、病院に多額の補助金を回す余裕がなくなった。公的病院といえども原則、赤字は出せなくなった。舞鶴市では過去と現実に対する認識が緩く、迷走したと考えられる。市民病院は二〇一四年四月末に、百床の療養型病院として舞鶴赤十字病院隣接地へ移転した。

注

（1）逆日本海：「逆さ地図」「お気に召すまま・・・」二〇一二年一月十日（http://cafe1227.blog94.fc2.com/blog-entry-563.html）［二〇一九年五月二十九日アクセス］

（2）舞鶴引揚記念館：京都府舞鶴市平一五八四番

（3）「京都新聞」二〇〇四年二月三日付

（4）「舞鶴市民病院だより」第五号、舞鶴市民病院、二〇〇九年

（5）松村理司『〝大リーガー医〟に学ぶ――地域病院における一般内科研修の試み』医学書院、二〇〇二年

（6）松村理司編著『地域医療は再生する――病院総合医の可能性とその教育・研修』医学書院、二〇一〇年

（7）多々見舞鶴市長のブログ：「第1話　舞鶴市民病院問題発生の裏話」「舞鶴医療改革」二〇一〇年十二月二十五日（http://tatamimkb.jugem.jp/?eid=14）［二〇一六年九月二十二日アクセス］。市長は二〇一八年四月四日の大相撲舞鶴場所で土俵上での挨拶中に倒れ、市内の病院に救急搬送された。看護師などの女性たちが土俵上で心臓マッサージをおこなった際、行司が「女性の方は土俵から降りてください」とアナウンスし物議をかもした。

福井記念病院――「I Saw the Light」

「I Saw the Light（私は光を見た）」

ハンク・ウィリアムズのカントリーウエスタンの名曲だ。タイトルの「光」は光明や希望の光というニュアンスがある。歌詞は、暗闇の果てに街の光を見たという母の何げないひと言から、演奏旅行中に車のなかで一気に書き上げたという。写真ではわかりにくいが、彼の墓にも歌詞が刻まれている（写真34）。

ウィリアムズは生まれながらの二分脊椎症《にぶんせきついしょう》[1]だった。作詞・作曲の歌が大ヒットし、当時の乗り心地が悪い乗用車で演奏旅行をしていた。そのため余計に目的地の街の光が見えたときはほっとしたのだろう。

メロディーは軽快で歌詞も平易だ。内容は、メチャクチャで反省がない人生を送ったが、ある日希望の光明を見たという、賛美歌「アメージング・グレース[2]」と同じテーマのメッセージソングである。患者にとって、精神科病院は暗闇の灯台、まさに希望の光のように感じると思う。入院を必要とする人は、病気になったことだけではなく、特殊な目で見られることでも傷つく。

先に三浦半島は病院が過密と書いたが、戦後に福井記念病院ができた。需要があった背景は、これが精神科病院で三浦市だからである。横須賀市には、後で述べる湘南病院に大きな精神科病棟がある。

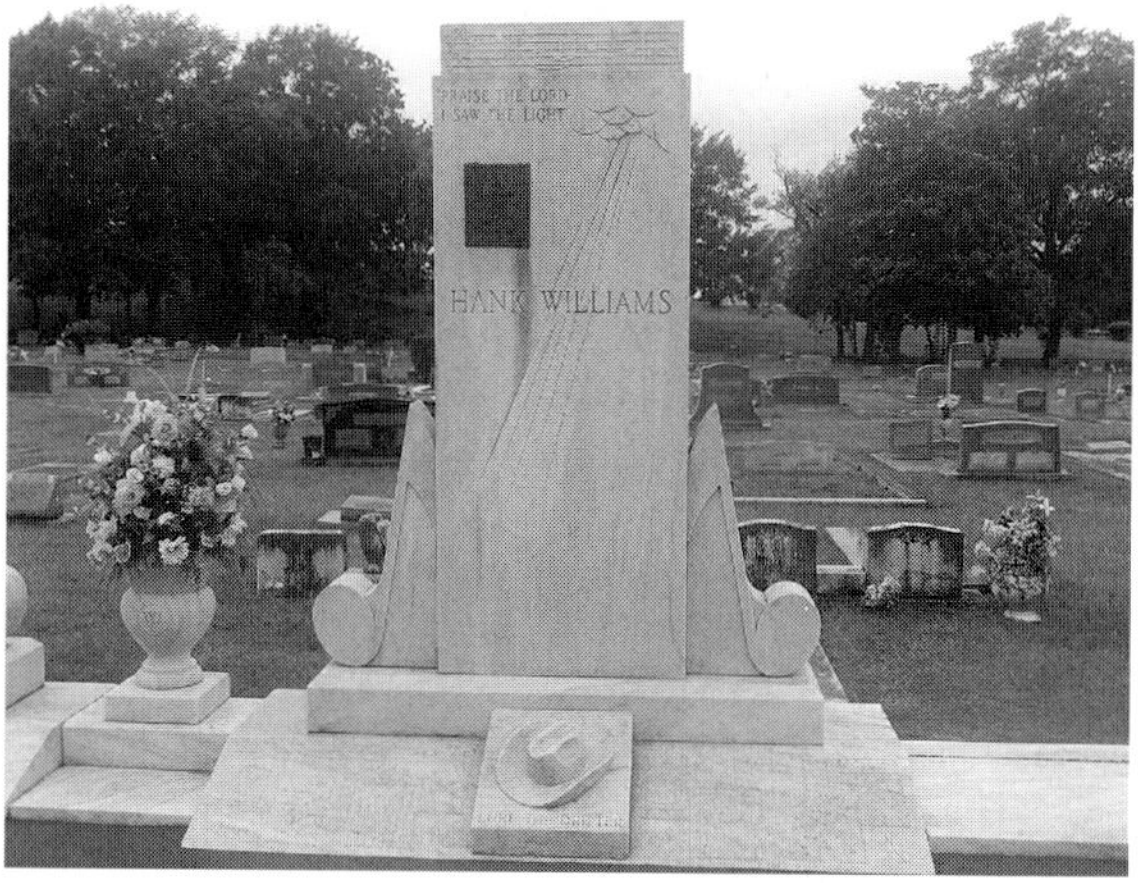

写真34　ハンク・ウィリアムズの墓
（出　典：「Hank Williams Memorial」〔https://media-cdn.tripadvisor.com/media/photo-w/04/9b/63/cf/hank-williams-memorial.jpg〕［2019年5月29日アクセス］）

福井記念病院を日比野浩之副院長の案内で見学した[3]が、精神科病棟だけでなく、合併症病棟もある。高齢化が進む三浦市にとって、内科の治療をおこなうこの病院が、三浦市立病院とともに高齢者の入院治療の受け皿になっている。頑張っている総合病院には、自殺企図での救命救急や内科合併症で、統合失調症や精神障害の患者が入院してくる。同じように頑張っている精神科病院ほど、内科・外科の合併症患者が入院してくる。そして精神病患者の内科・外科の治療は大変な困難を伴う。

福井記念病院は故・福井東一（写真35）が、一九五九年に葉山に一軒の家を借りて開設した葉山診療所がもとになっている。病院の目立つところにレリーフと一緒に略歴が刻み込まれている福井医師は二三年八月十四日生まれで、六三年に診療所から発展、三浦市に初声荘病院を開設して、精神科の開放医療を試みた。

レリーフによると、一九八〇年十一月に青山会が成立して理事長に就任し、九五年一月三日に七十二歳で亡くなっている。八八年から青山会が福井記念病院と名を変えて拡大し、二〇〇五年に新病棟を建設し増床（現在四百九十八床）して、三浦市の精神科医療を担っている。

二〇一六年に精神科で大きな問題が持ち上がった。精神科のシステムを説明するために取り上げる。十月

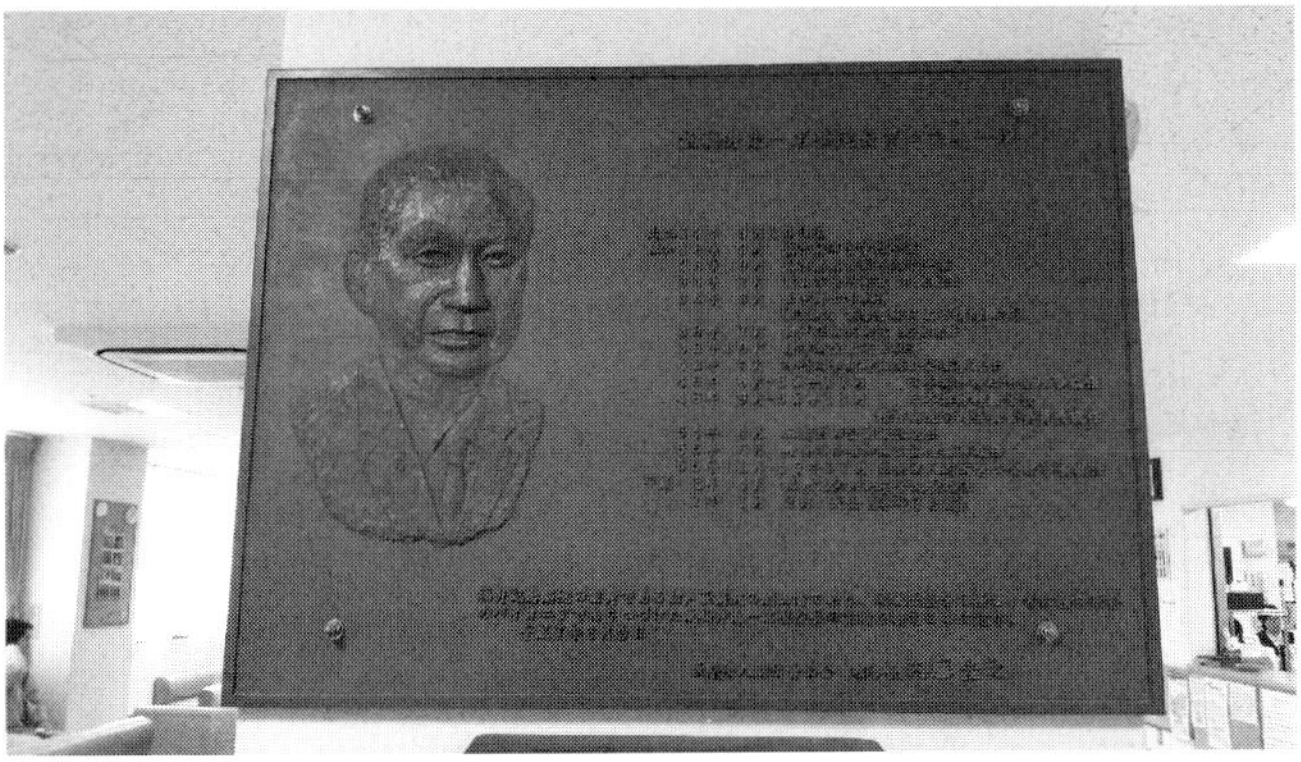

写真35　福井東一のレリーフ（筆者撮影）

二十六日に、厚生労働省が精神保健指定医（以下、指定医と略記）八十九人の資格を取り消すという出来事があった。指定医と申請者が四十九人、それを教育する指導医が四十人だ。二十六機関、十二都道府県で大学病院や大病院も複数含まれた。関西の大学病院では主任教授も対象になった。取り消し前に辞退した八人と、新規申請者の四人も不正と認められ、合計百一人に上り、一六年十一月九日付[4]で発効した。実名報道なので、医師の名前が明記された厳しい処置だった。

　指定医は昔の精神衛生鑑定医が変化して発展したものである。精神科病院での自由を制限する医療行為を、法的に明確化しようという意図で制定され、主に次のことができる。

①措置入院。いわゆる「自傷や他害の恐れ」がある精神病患者を指定の精神科病院に強制入院させる。

②家族の希望で、精神科病院の閉鎖病棟に医療保護入院させる。

特に②のほうは、精神科病院には閉鎖病棟が多いので資格がないと入院業務ができない。いろいろな制約があるため、指定医の資格がないとメンタルクリニック開業はかまわないが、総合病院の精神科責任者としては就労困難だ。

　取り消しの背景にはそれに先立つ提出リポートを医局内で写し回した事件や、某大学病院精神科での大量資格停止処分と、二〇一六年七月二十六日の相模原市障害者福祉施設での連続殺傷事件がある。

措置入院させた加害者を早期退院させたのが神奈川の大学病院精神科だった。また同年九月七日には日吉病院（精神科病院）で殺人事件が起きた。国家資格なので、相当広範な全国調査をしたようだ。

指定医になるためには、精神科三年以上を含む五年以上の臨床経験を有する精神科医が講習を受ける。そのうえで、統合失調症二例、措置入院か医療観察法、気分障害、中毒性精神障害、児童思春期、老年期精神障害、器質性精神障害各一例、計八例のケースリポートを提出する。実はこれが大変なのだ。

内科でいえば、循環器、消化器、腎臓、肝臓、呼吸器、内分泌、神経内科の患者を受け持ってそれぞれの症例リポートを出すのと同等である。患者を隔離・拘束することを可能にする法的解釈として、指定医をみなし公務員とする国家資格なので、提出すれば全員通るというものでもない。

当然、メンタルクリニックや小さな精神科病院に勤務していたのでは多様な症例が集まらず、指定医になることはできない。大学病院かそれに準じた精神科病院で、ということになる。先の出来事は、大学医局や大病院での医局員のなれ合いで、リポート回しが起きたためのようだ。

福井記念病院に話を戻すと、この病院はほかにもみくるべ病院[5]、関内クリニック[6]、津久井浜クリニック[7]、四十八瀬《しじゅうはっせ》クリニック[8]をもっている。関内クリニックは、鬱病の復職支援プログラム（リワーク）もおこなっている。リワークとは鬱病で休職・退職した人の復職支援や再就職、再休職防止を目的としたデイケアである。

ほかにも神奈川県立精神医療センター[9]と神奈川県立こども医療センター[10]との連携もおこなっている。精神医療センターは、県が精神医療の中心と考えている病院である。一九二九年三月開業の芹香院《きんこういん》と、六三年四月に治療開始したせりがや園を統合して、二〇一四年十二月に三百二十三床の県立精神医療センターになった。

芹香院は府県立精神病院としては早くにできたほうで、一九二〇年の東京府立松沢病院、二四年の県立鹿児島病院精神科分院、二六年の大阪府立中宮病院に次いで四番目に建設された。医療センターにいったことがあるが、当時芹《せり》が生えて香ったような沢沿いをバスが登っていったのが印象的だった。

精神科病院建設は、行幸[11]と関係がある。行幸の際、精神障害者を収容する現地対策として精神科病院が建設されたという都市伝説が各地にあった。実際、建設年月日と行幸の年を照らし合わせると相関関係がある。いままでは行幸の露払いの収容施設として作ったと、否定的に言う人が多かった。詳細にみると、莫大な行幸の予算の一部を使い、なかなか進まない精神科病院の建設を推進したようだ。

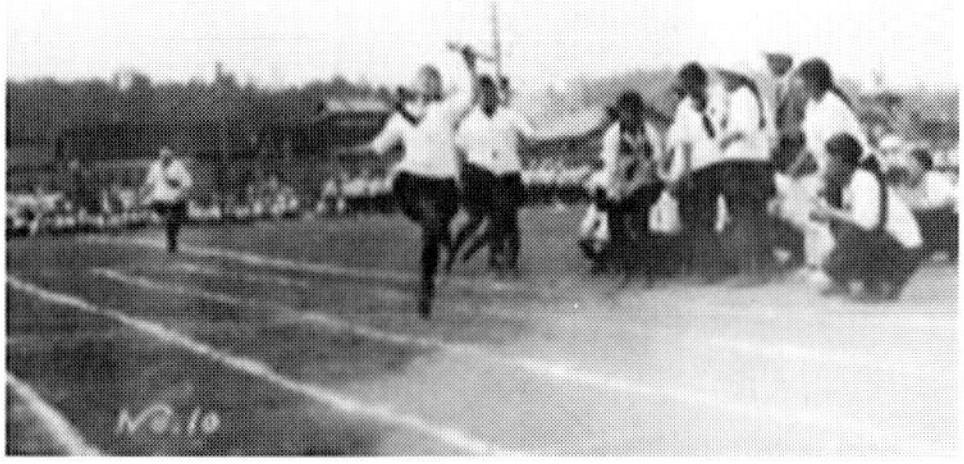

写真36　横浜平沼高等学校の1929年行幸記念体育大会の様子
（出典：『昭和天皇行幸記念アルバム』1929年）

ほかにも学校なども作られたり、その整備費用に充てられたりしたという。神奈川県の行幸では、一九二九年四月二十三日には県立横浜高等女学校（現・県立横浜平沼高等学校）で、昭和天皇行幸記念体育大会[12]がおこなわれた（写真36）。当時、県にはほかに平塚、厚木、小田原、そして横須賀高等女学校（現・横須賀大津高等学校）があった。当然、行幸に先立って、多額の学校整備費が与えられたと思われる。

帝国大学精神科の三代目の教授である呉秀三が愛弟子樫田五郎[13]を内務省に送り込み、その計画を推進したと予想した[14]が、二人と行幸の深い関係を示す証拠がなかなか見つからなかった。世の中には墓マニアがいて、有名人の墓の場所をウェブサイトで公開している。そのため樫田五郎の数少ない情報の一つとして、谷中霊園の乙四号三側に墓があるのはわかった。谷中墓地を訪ね、苦労の末樫田家の墓を見つける

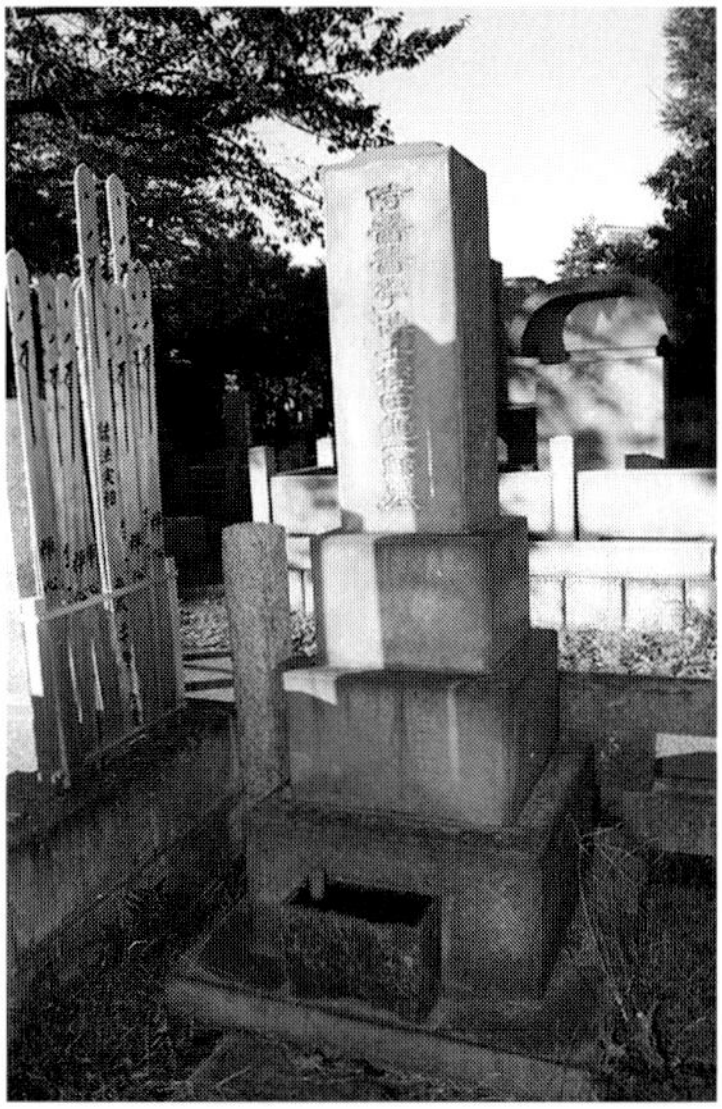

写真37　樫田亀一郎の墓
（出典：「樫田亀一郎」〔http://graveofcelebrity.web.fc2.com/Yanaka/Kashida-O43.html〕［2019年5月29日アクセス］）

と、長男・樫田亀一郎[15]の墓もそこにあり「侍医医学博士」と刻まれていた（写真37）。当時は墓に学歴や職歴を彫り込んだ。樫田は明治天皇の侍医、太いパイプがあるはずだ。

墓はネコのえさ場で警備員がいた。こんな偉人の墓で困ったものだと思いながら、墓石碑の銘文をメモしていた。三十分ほどして振り返ったら、警備員はまだいた。彼が見ていたのは、ネコではなく挙動不審の自分だと気がつき、そそくさとその場を去った。

軍港がある半島の特殊性は、病院が組織を広げようとすると大きく外に出るしかないという問題につながる。その一例として、秦野市に福井記念病院の関連病院、みくるべ病院がある。精神科でもアルコール依存症を積極的に受け入れている神奈川県内では数少ない病院である。丹沢山地の山懐だが、このようなところでないとアルコール依存症は治療できない。酒を飲める場所がそばにあれば抜け出していってしまうからだ。

病院名は三廻部《みくるべ》という地名からきている。インターネットで調べると、三廻部[16]という名字はかなり珍しいようだが、全国順位で一万九千五百二十四位、全国におよそ二百四十人いるらしい。そのうちの大部分は神奈川県内で二百十人、順位は三千七百三十九位と跳ね上がる。地名の由来は、「アイヌ語風の地名（かつては多分、ミクルペッと発音したのでは？と直感的に思う）」[17]とも「一説には昔このあたりに釈迦堂があって三回廻ってお参りした[18]」ともあり様々である。

指定医取り消し処分に話を戻すとポイントは二点である。
①すでに提出ずみのほかの患者の症例を、翌年以降は丸写しにした。
②症例提出者が主治医と認められない。その目安として役所は、（ア）「（患者の）診療録の記載がまったくない」、（イ）「診療録の記載が週一回未満である」という点を挙げた。
カルテ記載回数について述べる前に、精神科特有の「入院精神療法」について説明しておく必要がある。もちろん「外来精神療法」もあり、入院精神療法も（I――三百六十点）と（II――百五十点か八十点）に分かれている（一点十円）。薬代や検査が少ない精神科にとって、これが大事な収入源で、入院期間が長引くほど少なくなるように設定されている。だから、精神科病院が多数の患者を入れっぱなしにするというのは誤解で、そうすると病院は倒産してしまう。内科・外科と同じシステムが採られているのだ。

入院精神療法（I）とは「入院中の患者について、入院の日から起算して三カ月以内の期間に限り週三回を限度として算定する」という仕組みのことだ。一般病院から考えるとこれだけでは経営上は苦しいように感じるが、精神科病院は別の法律で縛られていて、看護師などの配置数が少なくてすむのと、二百床から三百床の大きさが一般的なのでバランスが取れる。そのため精神科病院では、せっせとカルテを書いて精神療法を取る。一カ月に十二回カルテ記載をして、精神療法を取らないと病院は金銭的に困る。したがって、主治医として患者を受け持っていればカルテに記載はあるはずなのだ。取り消し医師のうち、かなりの人数は指定医としての過失ではなく、若い医師の資格取得症例リポートに指導医としてサインをした責任を問われて、指定医の資格を停止された。

古来どこの国でも、城を攻めるときは三方からで、一方は空けておくという兵法がある。そこから城兵は逃げ出すが、四方を固めて攻めると必死に抵抗する。取り消し医師は精神科病院や精神科加算を付けられる総合病院精神科ではその業務をおこなうことができないため勤務できないが、クリニック開業は何の問題もない。役所も取り消し医師に逃げ道を作ったので、ここまで強硬な処置をした。

過去は未来を映す鏡である。歴史は「大きな事件や事故がないと法律は変わらない」と教える。今回は殺傷事件の発生も影響してしまった。戦後の精神科診療の一大改革は、まさに「精神保健指定医」をめぐって起きてきた。

鑑定医から発展したこの資格ができるまで、医師なら誰でも閉鎖病棟に入院させ、隔離・拘束することができた。しかし宇都宮事件などで大きな世論が沸き、大変化が起きた。それまでは鑑定医になると、余分な仕事が増えるだけだと言っていた精神科医が、雪崩を打って鑑定医の後継制度である指定医を目指し、朝か

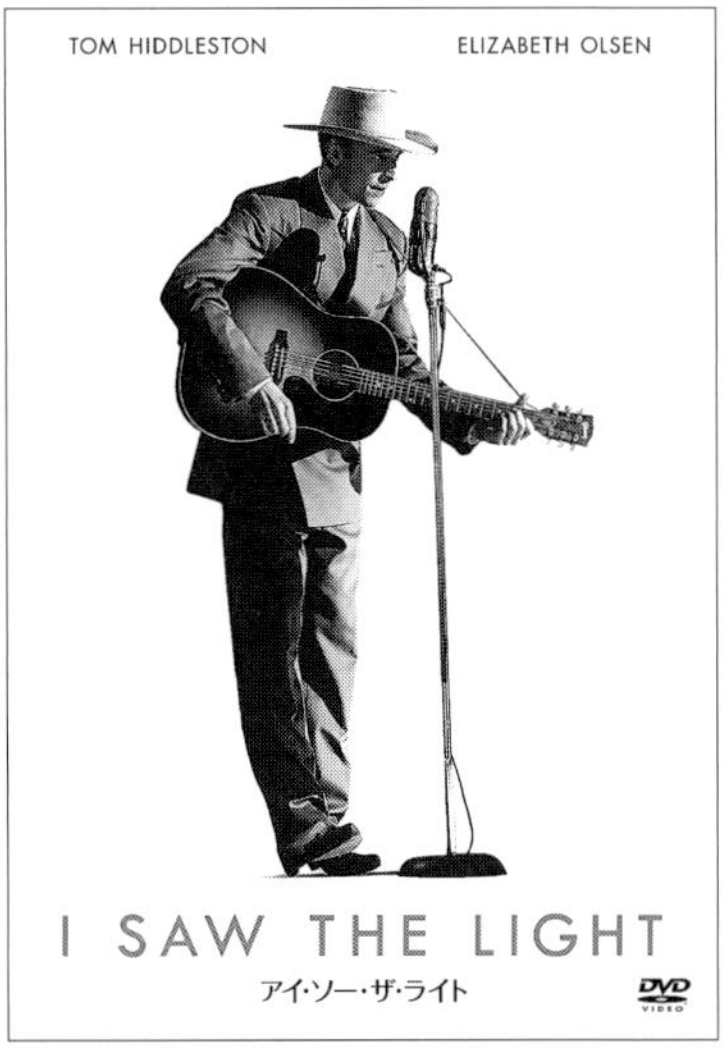
TOM HIDDLESTON
ELIZABETH OLSEN
I SAW THE LIGHT
アイ・ソー・ザ・ライト
DVD
図15 『I Saw The Light』のポスター

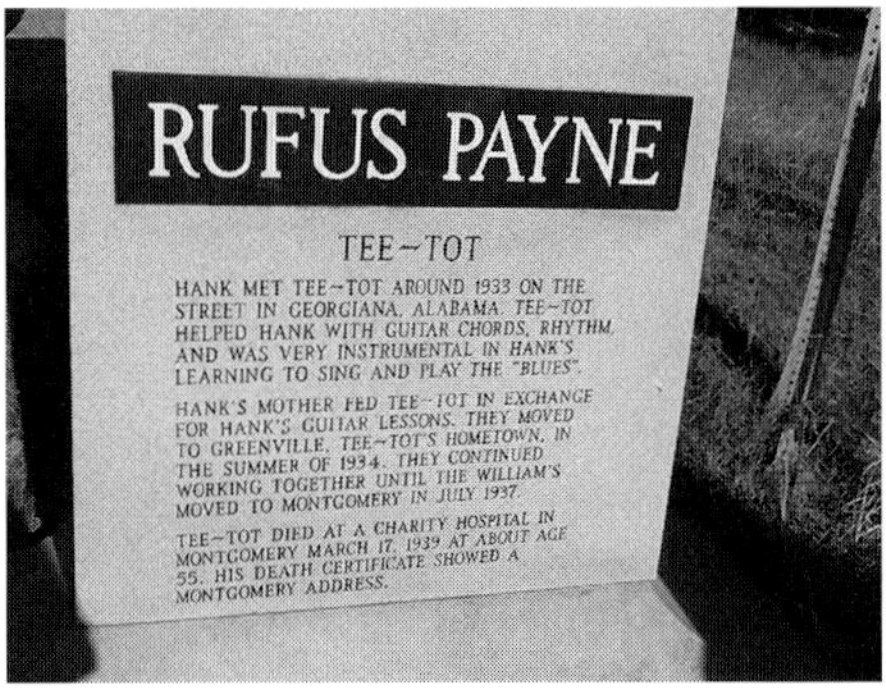
RUFUS PAYNE
TEE~TOT
HANK MET TEE~TOT AROUND 1933 ON THE STREET IN GEORGIANA, ALABAMA. TEE~TOT HELPED HANK WITH GUITAR CHORDS, RHYTHM, AND WAS VERY INSTRUMENTAL IN HANK'S LEARNING TO SING AND PLAY THE "BLUES".
HANK'S MOTHER FED TEE~TOT IN EXCHANGE FOR HANK'S GUITAR LESSONS. THEY MOVED TO GREENVILLE, TEE~TOT'S HOMETOWN, IN THE SUMMER OF 1934. THEY CONTINUED WORKING TOGETHER UNTIL THE WILLIAM'S MOVED TO MONTGOMERY IN JULY 1937.
TEE~TOT DIED AT A CHARITY HOSPITAL IN MONTGOMERY MARCH 17, 1939 AT ABOUT AGE 55. HIS DEATH CERTIFICATE SHOWED A MONTGOMERY ADDRESS.
写真38　ルーファス・ペイン記念碑
（出　典：「Alabamapioneers」〔https://www.alabamapioneers.com/hank-williams/〕［2019年5月29日アクセス］）

ら夕方まで缶詰めになり、前年講師だった先生が翌年は受講していたりする。制度開始の頃は、年配の先生が「私に講義をするのか」と怒っていたこともあった。

ハンク・ウィリアムズの名曲「I Saw the Light」（図15）から話を始めた。患者には病院が遠くに見える希望の光だという意味だ。ウィリアムズはルーファス・ペイン(19)から音楽を習った。「ティー・トット（Tee Tot）」が愛称の黒人路上演奏者だ。絶対禁酒主義者（teetotaler）のもじりで、彼は常に酒と紅茶を混ぜた飲み物を携えていたという。

ウィリアムズの母親が作る食事やわずかな金銭でウィリアムズにギターを教え、黒人音楽が曲作りに生かされた。一九三七年、一家は引っ越してペインも三九年に貧困のなかで死んだ。彼の死亡証明書の生年月日と両親名の欄には「不明（Unknown）」と記されていた。モンゴメリーのリンカーン墓地のどこに葬られたかはわからないが、入り口近くに記念碑が建った(20)（写真38）。

人の出会いとその運命とは不思議なもので、ティー・トットは歴史に名前を残した。

注

（1）二分脊椎症：先天的に脊椎骨が形成不全となって起きる神経管閉鎖障害の一つ。症状が軽いものは気づくことなく終わるが、ときに脊椎の管のなかにあるべき脊髄が脊椎の外に出て、癒着や損傷をしていることがある。症状として下肢の麻痺や変形、膀胱・直腸障害による排泄障害などがみられる。

（2）「アメージング・グレース」：「かつては迷ったが、いまは見つけられ、かつては盲目だったが、いまは見える」という歌詞がある。カトリックには原罪があり、それをイエスが救ってくれたという発想のせいだろうか。

（3）見学日は二〇一六年三月十七日。

（4）二〇一六年十一月九日付：「101人の不正を認定、精神保健指定医、大学教授も対象 厚労省、89人の精神保健指定医の指定取消」「m3.com」二〇一六年十月二十七日（https://www.m3.com/open/iryoIshin/article/471367/）［二〇一七年一月二十一日アクセス］

（5）みくるべ病院：神奈川県秦野市三廻部九四八番

（6）関内クリニック：神奈川県横浜市中区山下町二五二番地、グランベル横浜ビル二階一号室

（7）津久井浜クリニック：神奈川県横須賀市津久井三丁目二二番一号

（8）四十八瀬クリニック：神奈川県秦野市曲松一丁目一番二号、ウィングユーK二階

（9）神奈川県立精神医療センター：神奈川県横浜市港南区芹が谷二丁目五番一号

（10）神奈川県立こども医療センター：神奈川県横浜市南区六ツ川二丁目一三八番四号

（11）行幸：天皇が外出すること。御幸《みゆき》という場合もある。行く先が複数の場合は巡幸《じゅんこう》という。

（12）行幸記念体育大会：神奈川県立横浜平沼高等学校「本校所蔵のアルバムより 懐かしの校舎 思い出の写真」（http://www.yokohamahiranuma-h.pen-kanagawa.ed.jp/album/album1.html）［二〇一七年一月二十八日アクセス］

（13）樫田五郎：一八八三年生まれ、一九三八年二月二日没。

（14）予想した：金川英雄『日本の精神医療史——明治から昭和初期まで』青弓社、二〇一二年、一七二—一七四ページ

（15）樫田亀一郎：一八七〇年五月十九日生まれ、一九一五年十月二十一日没。一八九九年、大腸菌とチフス菌を肉眼で識別する方法を発見。

（16）三廻部：「名字由来net」（https://myoji-yurai.net/searchResult.htm?myojiKanji=%E4%B8%89%E5%BB%BB%E9%83%A8）［二〇一七年四月九日アクセス］

（17）（http://www.geocities.jp/circular_dreams/placename.htm）［二〇一七年四月九日アクセス。現在はリンク切

れ」

（18）「三廻部と寄」「横浜のほほん」二〇一一年八月十六日（http://blog.goo.ne.jp/since2600/e/2452f794e700d1375587276da88febc6）［二〇一七年四月九日アクセス］

（19）ルーファス・ペイン：一八八四年頃生まれ、一九三九年三月十七日没。

（20）ルーファス・ペイン記念碑：「ルーファス・ペイン」「Wikipedia」（https://ja.wikipedia.org/wiki/%E3%83%AB%E3%83%BC%E3%83%95%E3%82%A1%E3%82%B9%E3%83%BB%E3%83%9A%E3%82%A4%E3%83%B3）［二〇一七年四月九日アクセス］

小網代の森、横須賀市立市民病院

三浦半島の終点の京浜急行三崎口駅は寂しいところだ。駅前にバス停しかない。三浦半島は荒崎シーサイドコース[1]などに学生時代によくきたものだ（図16）。三崎口駅からバスでいったが、そのころと比べて寂れたような気がする。

小網代の森は生態系が丸ごと残る貴重な森で、二〇一四年七月に一般開放になり、その年の秋にいってみた。一・三キロの川の流域にあり総面積七十ヘクタールしかないが、森、湿地、干潟と湾が一つの流域にあって自然がそのまま残された場所は、首都圏ではここしかない。三浦半島自慢の癒しの場だ（図17）。

三崎口駅から歩き始めたが、そこからそんなに移動距離はない。引橋入り口という場所が小さな尾根上にあたり、そこから小川をゆるゆると下りていく。木橋も整えられていてハイキングというよりは散歩コースだ。小網代の森はできたばかりで、休憩場所も真新しかった。だが、ボランティアの人たちの草刈りは大変そうだった。海まで出てシーボニアというヨットハーバーを兼ねたリゾートの脇を通り、油壺湾を見ながら油壺マリンパークまで歩いた。マリンパークのすぐ横には、戦国大名である三浦氏の新井城跡もある。城ヶ島や油壺マリンパークは以前もきたことがある。

三崎口から国道百三十四号線を北にいくと、横須賀市立市民病院(2)がある。自衛隊武山駐屯地の隣で、そこには海・陸・空の三自衛隊がいる（図18）。一九六三年十二月に横須賀市立武山病院として開院したあと、

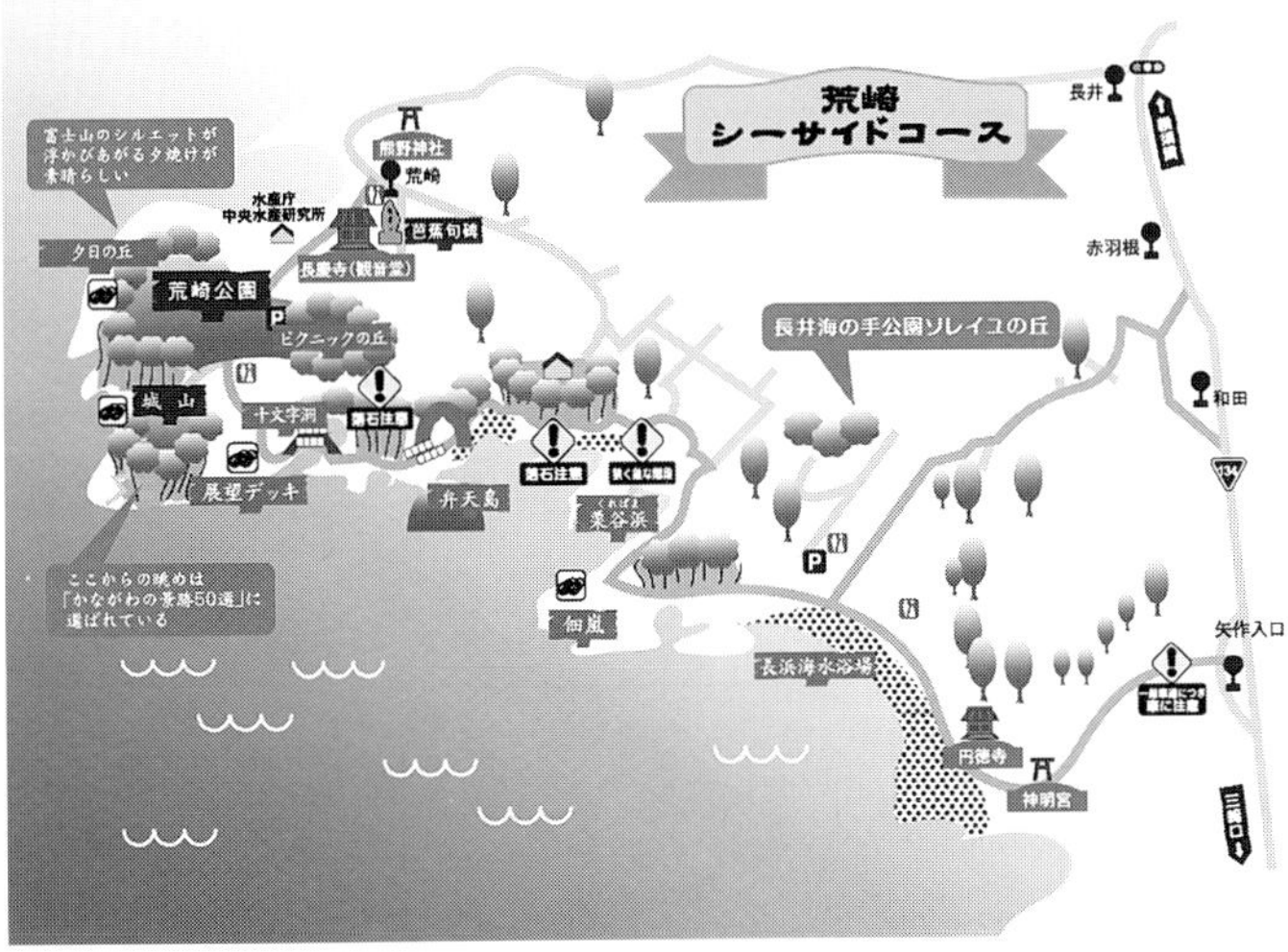

図16　荒崎シーサイドコース
（出典：「散歩三昧」〔https://aztkhs.blog.fc2.com/blog-entry-268.html〕［2019年12月9日アクセス］）

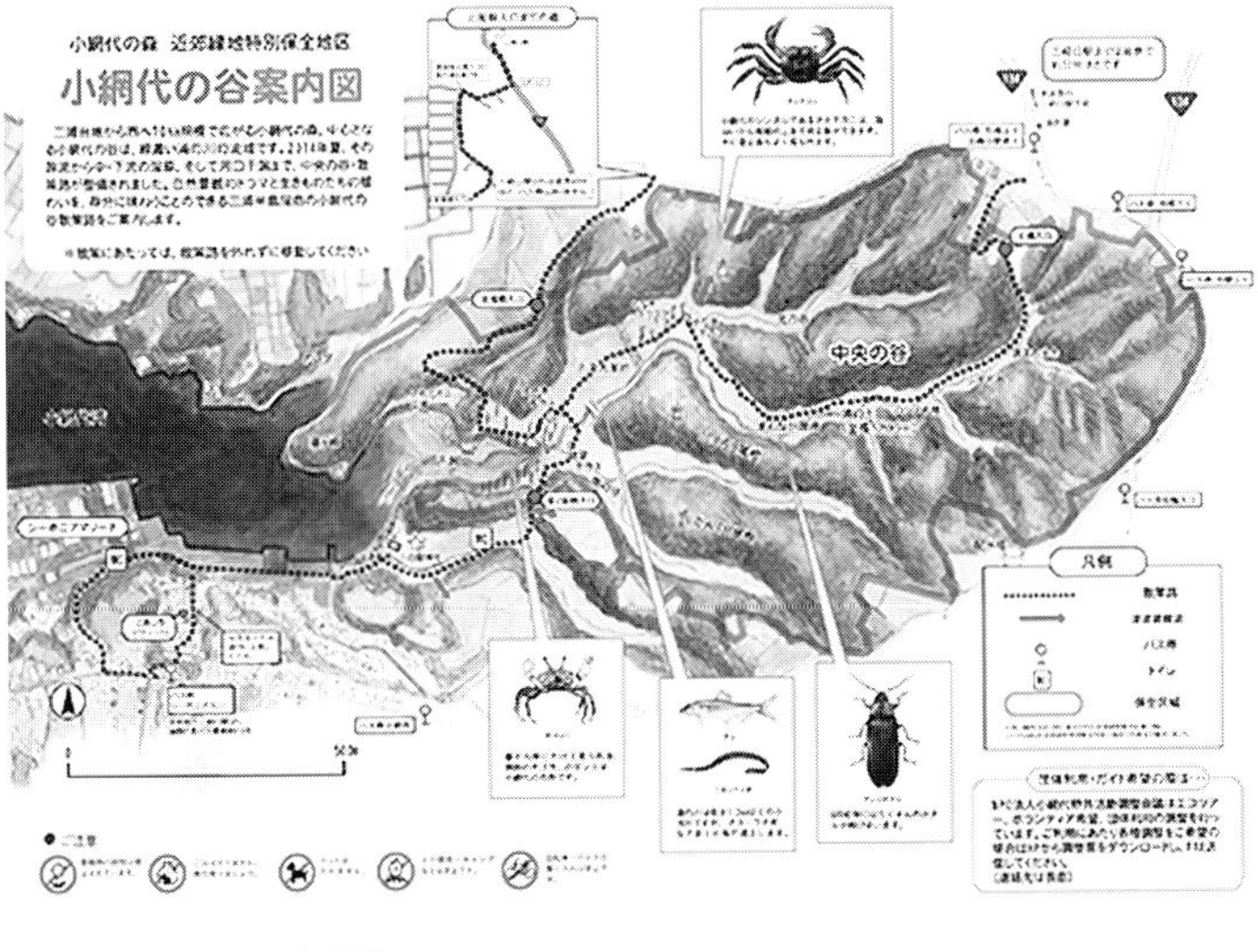

図17　小網代の谷案内図
（出典：「NPO 法人小網代野外活動調整会議」〔http://koajiro.org/〕［2019年5月29日アクセス］）

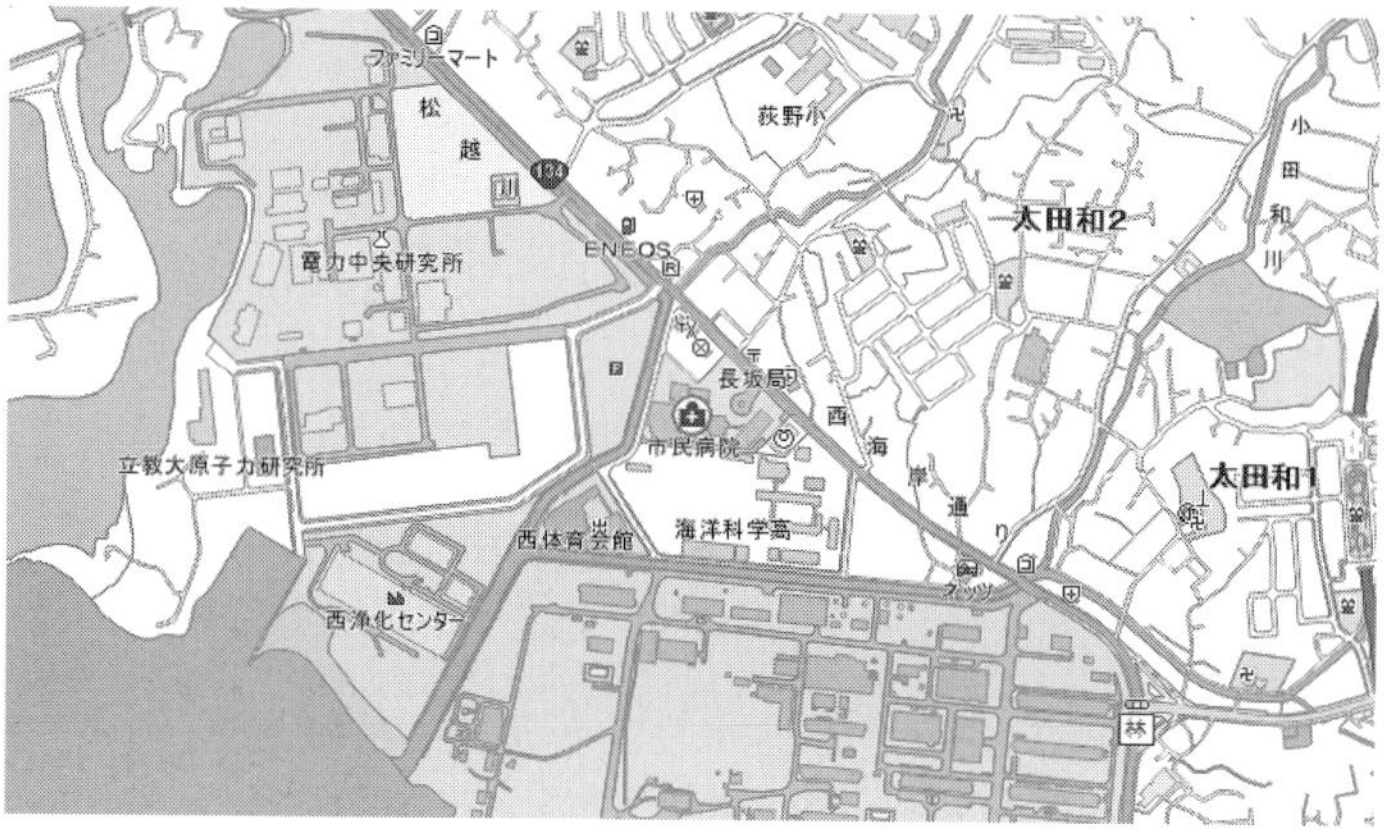

図18　横須賀市立市民病院地図
（出典：横須賀市「横須賀市立市民病院」〔http://www.city.yokosuka.kanagawa.jp/3120/sisetu/fc00000321.html〕［2017年7月26日アクセス］）

二〇一一年四月に地域医療振興協会が指定管理者になった。病床数は四百八十二床で、感染症病床の六床、地域包括ケア病棟の三十四床を含む。市民病院は指定管理になって、収支動向は改善したようだ。

病院は静かな場所にある。三浦半島の西側自体がゆったりとしているように感じる。戦前、三浦半島は旧日本海軍・陸軍の施設が多く、鉄道建設や開発も思うように進まなかった。実際、横須賀では戦前には高台の見晴らしがいいところに家があったが、役所がきて港が見えないように目隠しをしたという話を聞いた。自由になったのは戦後だが、西武鉄道が藤沢駅から三浦半島の西海岸を通る計画[3]があり、実際に用地買収がおこなわれていたという。そのため京浜急行も三崎口から城ヶ島まで、鉄道延伸計画を急いだ。藤沢駅からだから小田急かと思うが、地元商店主の証言は西武と明記している。

東急の五島慶太と西武戦争、別名「箱根山・伊豆戦争」を起こした堤康次郎[4]の時代と似たような話だ。二人は、当時それぞれ「強盗慶太」「ピストル堤」とも呼ばれた骨太経営者だ。箱根山・伊豆戦争は、一九五〇年から六八年にかけて堤率いる西武グループと、小田急グループと背後の五島の東急グループで繰り広げられた箱根の観光・輸送シェア争いを指す。「箱根山サルカニ合戦」とも呼ばれたが、神奈川県による自動車道の買収とロープウェイを通して道路上に別の交通手段を作った奇策「箱根ロープウェイの開通」で終息した。

三浦半島では、箱根と違い鉄道計画に大きな影響を及ぼしたのが風致地区条例だ。横須賀市、三浦市、葉山町のそれぞれに風致地区条例と風致地区がある。工場も立ち並ぶ三浦半島の東側と西側の景観の違いの一因はここにある。『中央線誕生』には、「改正委員会〔国の機関：引用者注〕も内務省を通じて、四ツ谷から牛込にかけては外堀風致地区で、鉄道は著しく景観を損ねるおそれがあると、敷設を渋る意見を申し入れてくる」(5)と書いてある。明治時代の中央線の前身である甲武鉄道建設時の話である。

建物の建築制限はもちろん「面積が六十平方メートル以下の水面の埋立て又は干拓」(6)は許可が不要とあるので、反対にそれ以上には規制がかかるとなると制約が大きい。六十平方メートルというと二十坪にすぎない。もちろん私有地での話だ。風致地区条例の内容にも微妙に違いがあり、電車がない葉山町は鉄道にもふれているが、横須賀市はまったくふれていない。

横須賀市立市民病院は収支も改善して問題はないが、三浦半島の人口減少は大問題だ。少子化で存続が困難と予測される自治体を消滅可能性都市という。二〇四〇年までに全国約千八百市町村のうち、人口一万人を切る五百二十三の自治体は、とりわけ

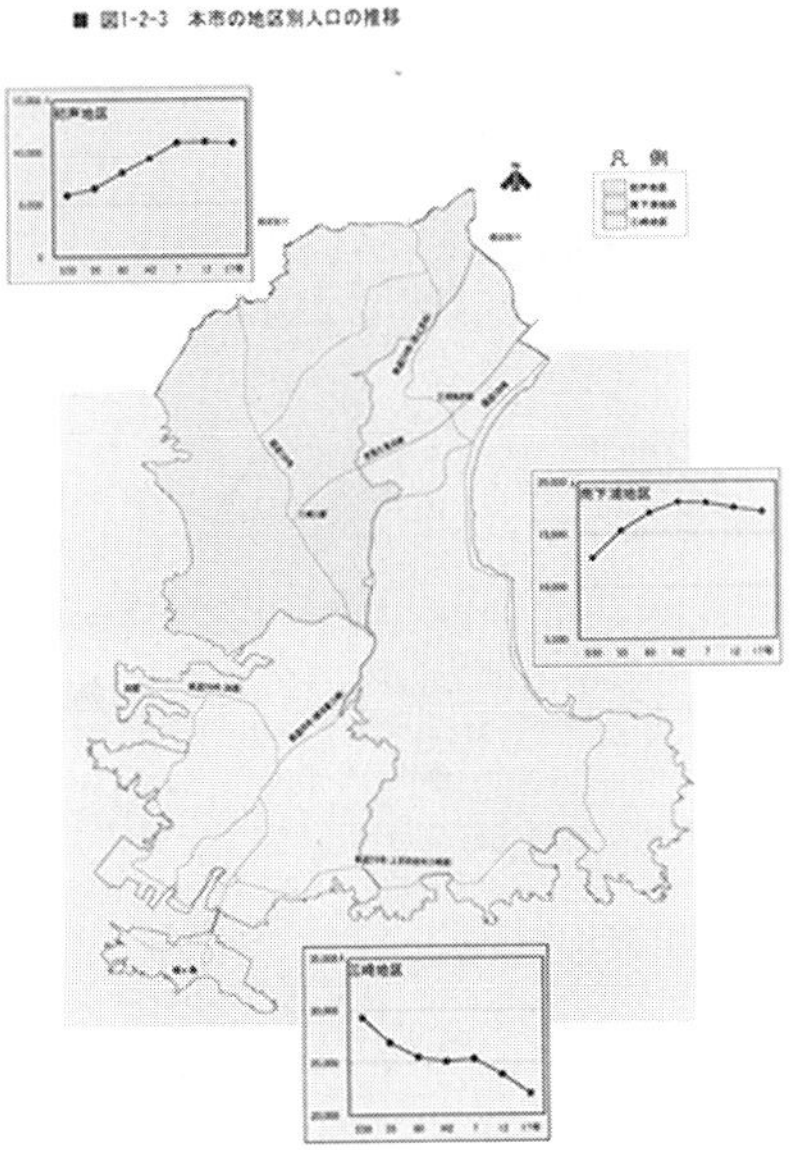

図19　三浦市の地区別人口推移
(出典：三浦市「三浦市都市計画マスタープラン」〔http://www.city.miura.kanagawa.jp/keikaku/documents/1shou-1.pdf〕［2019年5月29日アクセス］)

消滅危険性が高いといわれる。東京都も出生率が低く、地方の人口減少による流入も減り、急激な高齢化が指摘されている。

実際、三浦市は消滅可能性都市に含まれていて、なかでも三浦半島の先端地域の人口減少が著しい(図19)。図をよく見ると、三崎地区には電車の駅がないことに気がつく。三崎口駅で線路が終わっていることが人口減少の理由の一つだ。三浦半島の先端のほうに歩くと人影はまばらだ。

自然保護運動の基本は、子孫にこの美しい自然を残すということだ。人生も社会もバランスが重要だと歴史は教えている。日本の原風景を指す里山は美しい言葉で、「人間の影響を受けた生態系が存在する山」という意味だ。人家はないが小網代の森はこれが自然だと叫びたくなる風景。しかしここに至るまでの現実は簡単なものではなかった。小網代の森は、荒れた林から膨大な人力で再形成された。

三浦半島は古くから人の手が入り、小網代の森でも田畑仕事や炭焼きをしていた。転換のきっかけは戦後の高度経済成長期からバブルの頃に起きた鉄道の敷設計画だ。遠距離鉄道や高速道路が整備されていない当時、城ヶ島、油壺などの三浦半島の先端は、近場の手頃な観光地だったものの施設に乏しかった。

当時の目玉の一つに、大正時代にヒットした北原白秋作詞の流行歌「城ヶ島の雨」の詩碑がある。「利休鼠の雨が降る」の一節が有名で、利休鼠とは緑色がかった灰色を指し、茶人の千利休が好んだ色といわれる。城ヶ島は当時、若い男女のロマンの島というイメージがあった。

一九六三年には城ヶ島と油壺の間に定期観光船が就航[7]、三浦市内で最初の鉄道の駅である三浦海岸駅が六六年七月七日に開業した。最盛期は七〇年から七一年で、年間二百万人以上の観光客が訪れて、快特・城ヶ島・マリンパーク号や城ヶ島号などの臨時列車が運行された。

そのようななかで一九六八年に、電鉄会社経営の水族館として油壺マリンパークができた。その後、県内に横浜八景島シーパラダイス、新江ノ島水族館などの新型・大型水族館が開業した。真夏の混雑期、路線バスは水族館ではなく一つ手前の油壺停留所が終点になる。子ども連れの家族などには、バス停一つぶんの距離を歩くのは大変で、道路を整備すればいいと思うが、風致地区条例の制限が関係しているようだ（図20）。油壺地域と海沿いの景観がいい場所に、風致地区条例の規制がかかっている結果である。

油壺マリンパーク隣には、ホテル油壺観潮荘がある。バリアフリーのこの時代に「当ホテルの設備には、エレベーターはございません。お風呂などへのご移動は、階段でのご利用」「修学旅行団体様への大浴場貸し切り」とあって七月には貸し切りが七日間もあり、一般客は入れない。たしかにエレベーターもない旅館への団体利用は修学旅行くらいだろう。また、繁忙期には日帰り入浴も制限するとある。電鉄会社の経営でなければ成り立たない。また、城ヶ島の西端に城ヶ島ホテルがあり、そこも風致地区にあるが条例の施行前に建ったのだろう。半島先端部で、新たに観光事業を広げることは様々な制約から難しい。

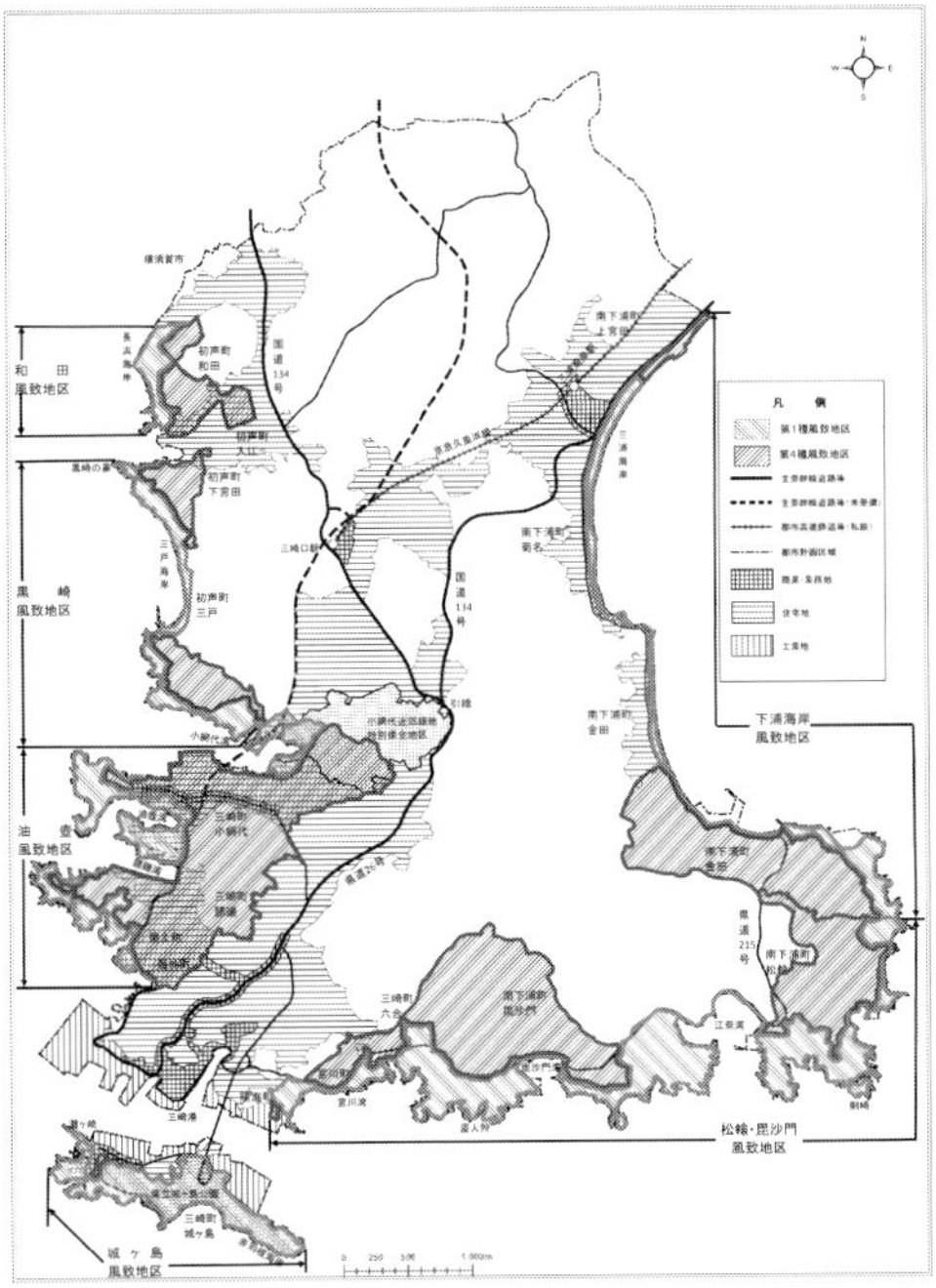

図20　三浦市の風致地区の現況
(出典:「三浦市風致保全方針」〔http://www.city.miura.kanagawa.jp/keikaku/documents/fuuchihoushin.pdf〕［2019年5月29日］)

三崎口駅は国道百三十四号線と交差する場所にあるので、市民病院にはそこからバスでいける。先述の三浦半島西側地区から先端にかけての人口減少に歯止めをかけているのが、病院隣にある自衛隊基地である。病院の成り立ちは、戦前の軍用施設だったのだろう。

丹念に調べると、バブルの頃に油壺付近で観光開発と環境破壊のせめぎ合いが起きていた。小網代の森の人家と田畑を企業が買い占めたのだ。一時は丘の上にゴルフ練習場があった。一九七五年四月二十六日には三崎口駅開業、さらに油壺まで線路を延ばす計画があった。三崎口駅から歩くと、小網代の森までちょうど一駅分だ。三浦駅から三崎口駅まで一駅延ばすのに九年もかかっている。三崎口駅ホームから線路は油壺に向かって続いているが、電鉄会社は二〇一六年三月、三崎口駅からの延伸計画凍結を発表した。それに対して市は「さまざまな機会を捉えて（延伸に向けて）働きかけていきたい」[8]と回答した。実はそれ以前に電鉄会社は、一九七〇年に油壺から三崎間、二〇〇五年に三崎口から油壺間の免許を取り下げている。

延伸計画に待ったをかけたのが、いままで述べた風致地区と土地神話だった。当時は「神武天皇以来、日本で土地の値段が下がったことはない」というキャッチフレーズがよく使われた。「日本建国以来、土地の値段は右肩上がりだ」という意味だった。だがそれはバブルが崩壊するまでのことで、その後地方では地価の下落が続いた。

延伸計画上の地区は農業が盛んで、畑をもつ農家と地主が複雑に入り組む。土地のさらなる値上がりを信じ、売らなかった農家が多かったという。鉄道敷設と同時に宅地開発も中止になった。マリンパークがある油壺も第一種風致地区で、建蔽率は二〇パーセント以下、建物の高さ制限は八メートル以下と決められている。

小網代の森には実は、ゴルフ場建設が計画されていた。市外に拠点をもつＮＰＯ法人や大学教授が中心になって反対運動を起こした。また上皇のハゼの研究場所として知られ、一帯の住民の間でも関心が高まっていた。[9]県は一九七三年にゴルフ場凍結方針を決定した。

小網代の森も、放置すれば川はそのまま一直線に谷を削り、海に流れ込む。すると山肌は乾燥し、竹が生い茂る。そのため伐採した材木などを利用して、小川を左右に蛇行させてゆっくりと流すようにしたり、大幅な改良を加えたりした。草刈りの継続だけでも大変な労力だろう。緑の小網代駅の次は、地元の若者が働く油壺駅とはいかなかったのだろうかと個人的には考えてしまう。

先に三浦半島の人口減少の理由を、高台の階段でしかいけない住宅から高齢者が退去しているからだと述べた。ここで述べたことも理由の一つだろう。

注

（1）「横須賀ハイキングコースマップ」「ここはヨコスカ」（https://www.cocoyoko.net/walking/yokosuka_hiking.html）［二〇一七年五月二十四日アクセス］

（2）横須賀市立市民病院：神奈川県横須賀市長坂一丁目三番二号

（3）やまだひさえ「京急線が三崎口駅から先の延伸を凍結した理由は？」「はまれぽ．ｃｏｍ」二〇一六年七月二十九日（http://hamarepo.com/story.php?story_id=5439&from=http%3A%2F%2Fhamarepo.com%2Ftop.php%3Fgenre_id%3D10%26fromStory%3D5439）［二〇一七年五月二十七日アクセス］

（4）堤康次郎：一八八九年三月七日生まれ、一九六四年四月二十六日没。西武グループの創業者。

（5）中村建治『中央線誕生――東京を一直線に貫く鉄道の謎』（交通新聞社新書）、交通新聞社、二〇一六年、一一九ページ

（6）三浦市都市環境部都市計画課「風致地区内行為の申請について」三浦市都市環境部都市計画課、二〇一五年

（http://www.city.miura.kanagawa.jp/keikaku/documents/fuuchi_shipanfu02.pdf）［二〇一九年五月二十九日アクセス］

（7）定期観光船が就航：二〇〇七年十二月十五日に廃止。

（8）前掲「京急線が三崎口駅から先の延伸を凍結した理由は？」

（9）同記事

横須賀を支えた武蔵小杉、関東労災病院

三浦半島と武蔵小杉駅にはどのような関係があるのだという人もいるかもしれない。だが武蔵小杉を走っているのは横須賀線だ。もともとは武蔵小杉を通るのは貨物線で、横須賀線は東海道線と平行して走っていた。その貨物線が横須賀線になり、過密な東海道線の負担を軽くしたのだ。

横須賀線は軍事上の重要路線として建設された。用地買収も強引におこなわれ、現在の北鎌倉では円覚寺境内を寸断して駅を作り（図21）、鎌倉駅の鶴岡八幡宮の参道の段葛《だんかずら》を横切り線路を敷設した。段葛とは八幡宮の道から一段高い中央の歩道を指す。源頼朝が鎌倉幕府を開いて、武将が住み始め山を削って屋敷を造成した。その結果、山の保水力が低下し、雨が降るたび土砂や水が流れ込んでぬかるみ、歩きにくくなったために作られた。二の鳥居から鶴岡八幡宮に向かって道幅が狭くなり、遠近法で実際より長く見えるようになっている。もともとは一の鳥居、通称大鳥居から段葛はあったが、横須賀線の横断でその部分は撤去された。

一九八〇年に東海道線と横須賀線が分けられ、貨物線路に横須賀・総武快速線電車が走るようになった。武蔵小杉駅周辺に大手電機会社の工場が立ち並び、戦前は通信機や計器など戦争に必要な多数の部品を供給

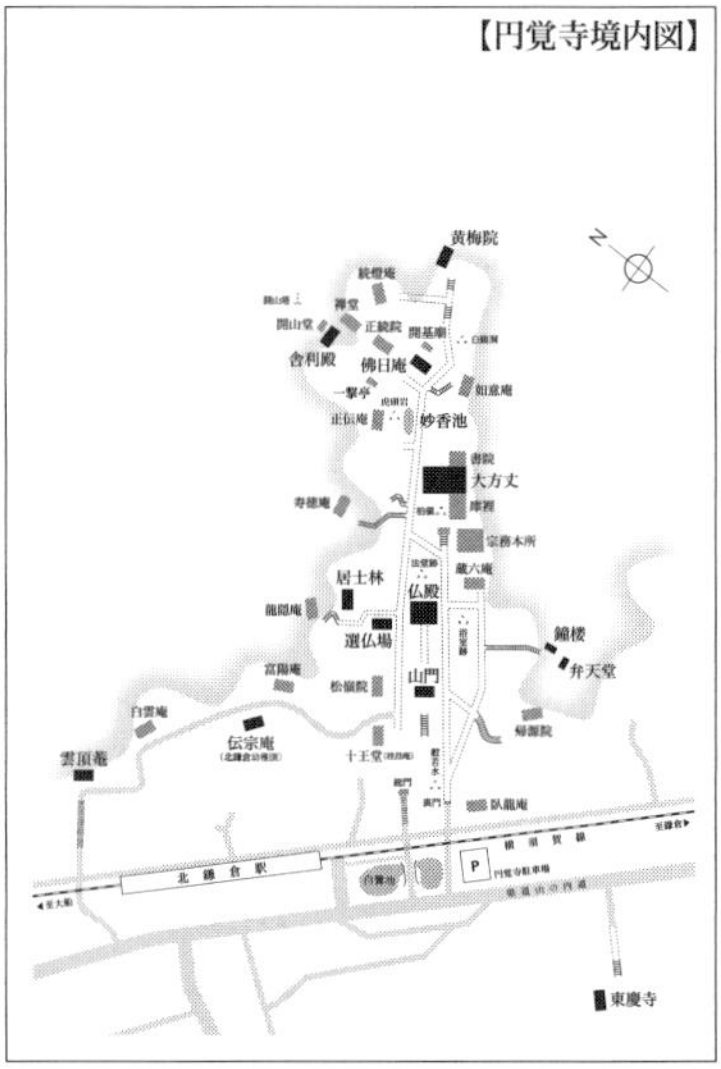

図21　北鎌倉円覚寺
（出典：「円覚寺ウェブサイト」〔http://www.engakuji.or.jp/keidai_guide_map.pdf〕［2017年9月30日アクセス］）

していた。火薬や砲弾などは横須賀周辺の軍需工場で作っていたが、川崎市は戦前から工業の街として発展していて、細かな部品の供給など軍需生産でも大きな役割を担い、それを武蔵小杉から横須賀に送るために貨物線は整備された。

武蔵小杉駅から溝の口駅まで、二時間ほどの距離を数回歩いたが、小さな町工場やその跡らしい建物がずいぶんある。それらの下請けが、武蔵小杉駅周辺の大工場を支えていた。そのため戦争中に狙われ、一九四五年四月十五日の川崎大空襲で大きな被害を被った。その様子は、関東労災病院前の中原平和公園[1]にある川崎市平和館の展示に詳しい。

京浜工業地帯は高度経済成長期に息を吹き返した。驚くのは元貨物線だった品川から武蔵小杉を経て、鶴見駅まで線路を拡張したことだ。そこには新幹線を通すスペースがあった。おかげで新幹線は、都心の用地買収に関する問題がなかった。

ちなみに、品川駅から武蔵小杉駅までは途中に西大井駅しかなく、電車のスピードも速く、武蔵小杉駅は利便性が高い。一方で、西大井駅は山の手線の品川から一駅だというのに駅前は公園があるだけで、めぼしい建物がない。それまで貨物線だったので、線路際まで住居が続いていて新たなビル建設ができなかったのだろう。駅のそばの見どころは、伊藤博文の墓所くらいだ（写真39）。

その武蔵小杉に、労働省関係の関東労災病院が建設された。その歴史は二〇〇七年に同病院が発行した

『関東労災病院開院五十周年記念誌』が詳しい。『五十年史』によると、一九五二年に関東労災病院設置が決まった。面積三万三千五百平方メートル、五七年六月十日に開院した。土地所有者は京浜急行電鉄だった。武蔵小杉駅はほかに南武線と東急線が乗り入れて交通の要衝になっている。東急線のほうが先にできたが、大きな病院を誘致して沿線住民の利便性を図るのは、電鉄会社がよくやる手法である。

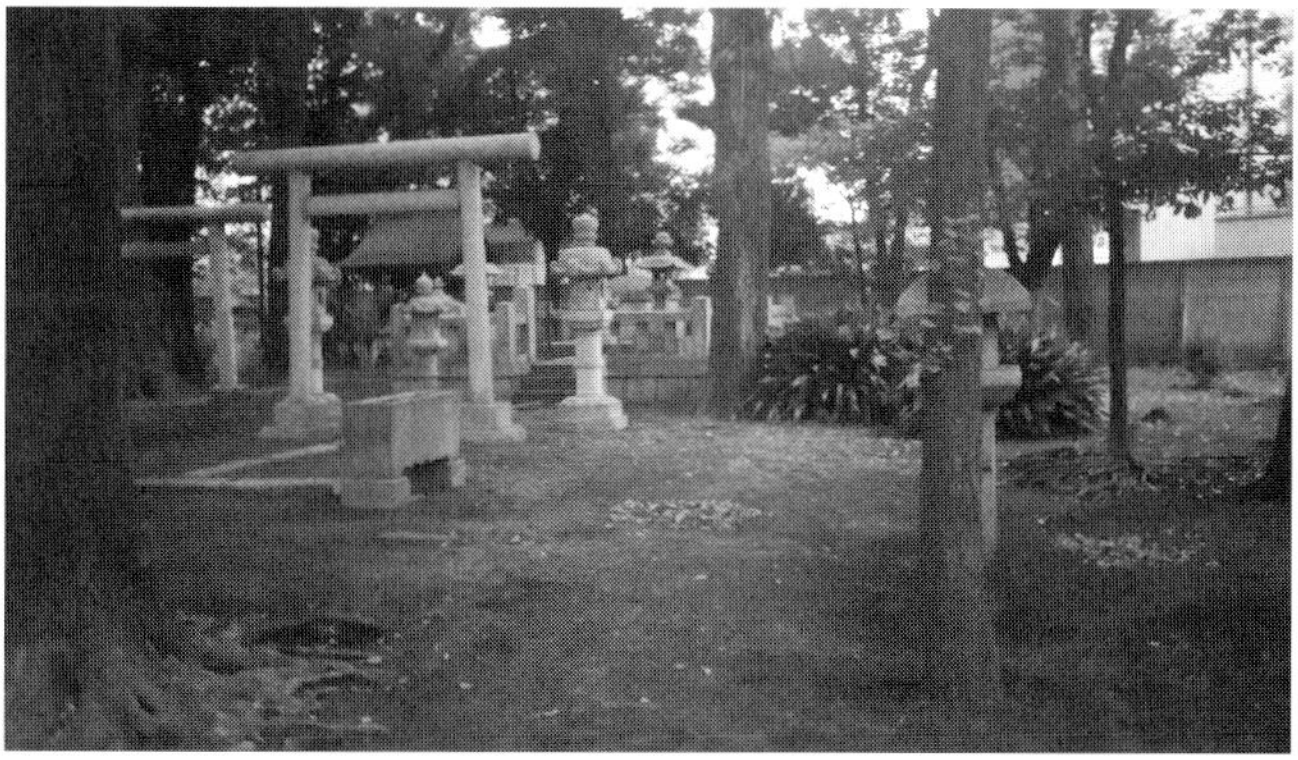

写真39　伊藤博文墓所（筆者撮影）

　実際に当時は労働災害も多かった。例えば『五十年史』によれば、一九六四年に川崎市で起きた昭和電工川崎工場爆発事故では、十八人の死者と百人を超える重軽傷者を出したが、そのうち重症熱傷患者十六人がこの病院に運ばれたとある。タンクから漏れた酸化プロピレンが溶接の火花に引火し、半径五十メートル以内の鉄材を除いたすべてが吹き飛んだ。被害を受けるのはいつも弱者で、被害者の大半はタンク増設工事の下請け労働者だった。

　酸化プロピレン（C3H6O）は分子式がシンプルで、ポリウレタンやポリエステルの製造に用いられるが、沸点（三四度）、引火点（マイナス三七度）がともに低く、非常に引火しやすい。一九八〇年代に「燃料気化爆弾」として開発されたほどだ。それはプロピレンなどの燃料を一次爆薬で加圧沸騰させ、秒速二千メートルの速度で拡散させるものだ。可燃性物質蒸気が雲のように広がったのちに着火爆発する。

普通の爆薬だと一瞬だけの爆風が、焼料気化爆弾だと広い範囲で長時間、連続で全方位から襲ってくる。第二次世界大戦の焼夷弾とは大きく異なる。人に熱と圧力が加わり急性無気肺、一酸化炭素中毒と酸素分圧低下が入り交じった合併症による窒息死を引き起こす。一九九〇年代初頭の湾岸戦争では砂漠にいたイラク軍戦車部隊や歩兵が、爆弾による巨大な火の球と衝撃波によって、塹壕や戦車のなかで亡くなった。広い世界には兵器研究者という、病院とは逆の研究をしている人もたくさんいるのだ。工場爆発の過程や治療経過を熱心に読んで研究したのだろう。

地元の年配の人に聞くと労災病院用地は武蔵小杉駅前と同様にもともとは沼で、子どもの頃よく遊んだという。横を流れる二ヶ領用水の水が低地にたまった沼だったのだ。それを埋め立てて、病院と隣の小学校ができた。二〇一九年の台風十九号による駅前のタワーマンションの停電、断水、汚泥問題はこれが遠因とも考えられる。二ヶ領用水は川崎市民なら誰でも知っている。多摩川から水を取り入れ、川崎市の南半分の田畑を潤し、明治から昭和にかけては工業用水にも使用され、現在は桜がきれいな地元住民の憩いの場になっている。

二ヶ領用水の名は、灌漑が江戸時代の川崎領と稲毛領という二つの領地を潤していたことに由来する。二〇一六年春と一七年春、桜がきれいな時期に二ヶ領用水と合流する川を多摩川の取水口から東京湾まで、七、八回に分けて歩いた。鶴見川と交わったり様々に枝分かれしたりするので、何通りかで歩くことができた。用水を流れる桜の花筏が道案内をしてくれたことをいまでも思い出す。

一五九七年から十四年かけて用水が開削された。責任者は小泉次太夫だが、命じたのは徳川家康だ。この時代、慶長といえば文禄・慶長の役(2)が思い浮かぶ。当時の日本は朝鮮出兵があり、九七年は関ヶ原の戦いの三年前だ。徳川家康は駿河から関東に国替えされたときから、天下統一をもくろんでいた。

実は、二ヶ領用水のほかにもう一つ用水があった。六郷用水は、多摩川の向こう岸、世田谷区や大田区にあった用水路だ。調べると責任者は同じ小泉次太夫で、同時期に工事が開始されていた。六郷用水は世田谷領と六郷領を灌漑していて、できた当時は四ヶ領用水といわれていた。

つまり一緒のものだったのだ。大田区立郷土博物館[3]の説明パネルが詳しく解説している。多摩川の向こう側、大田区の住民は二ヶ領用水という言葉を知らない。いつの間にか人の記憶から、多摩川の両側に同じような用水路があったことが忘れ去られていた。四ヶ領用水とともに人工的に作った低地に水がたまり、池や沼ができた。用水を中心に田畑ができ、人々が住み川崎市と世田谷区、大田区に村ができた。

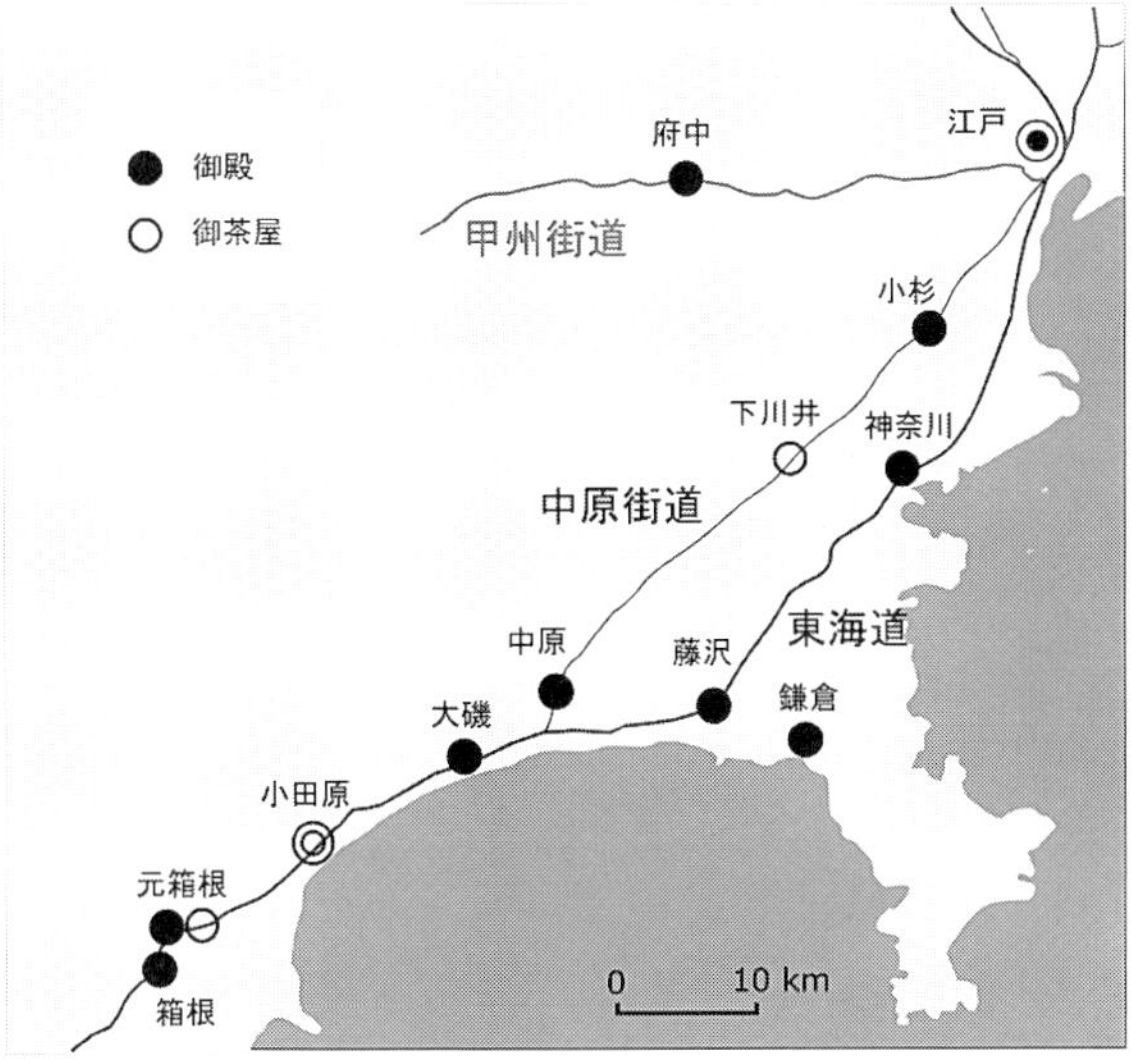

図22　中原街道と周辺の御殿、御茶屋の分布図
（出典：「御殿・御茶屋」「Wikipedia」〔https://ja.wikipedia.org/wiki/%E5%BE%A1%E6%AE%BF%E3%83%BB%E5%BE%A1%E8%8C%B6%E5%B1%8B〕［2019年5月29日アクセス］）

　関東労災病院そばの丸子で多摩川を渡り、平塚と東京を結ぶ中原街道を整備したのも徳川家康だ（図22）。図22を見るとわかるが東海道が整備される前の重要街道で、一五九〇年に徳川家康が江戸に入ったルートともいわれる。道がまっすぐな点が特徴的で、武田の棒道[4]のように面白味がなく、軍事的要素が強い。

　将軍のタカ狩り宿舎として使用するため、一六〇八年には徳川秀忠[5]によって小杉陣屋の西隣

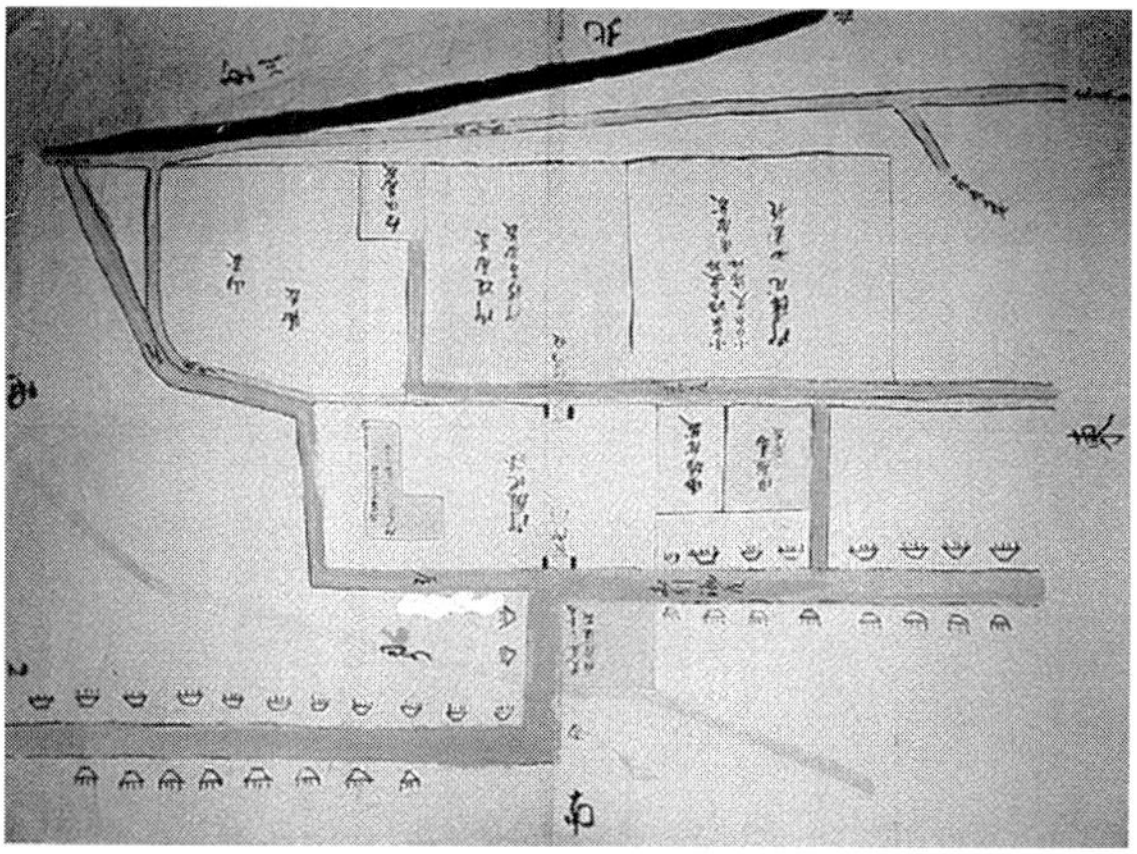

図23　『小杉御殿見取絵図』（安藤家蔵）
（出典：「「中原街道と周辺の今昔」デジタルアーカイブ」〔https://www.shinkosugi.jp/images/history/dataroom/data01_02_006_01.jpg〕［2019年12月5日］）

に小杉御殿が造営されたが、小杉陣屋自体はかなり前からあったようだ。大坂冬の陣一四年、大坂夏の陣一五年の前のことである。

わかりづらいが、『小杉御殿見取絵図』（図23）をよく見てほしい。上下を逆にして北を上にしてある。上部の黒い線が多摩川、中央にあるのが小杉御殿で、図の右、つまり東のほうからきた中原街道が、Lの字型に折れ曲がっている。折れ曲がりの道は、敵に攻めにくい工夫で城下町によくみられる。当時、背後は多摩川、前に街道がありここは天然の要害の砦だったと考えられる。

ただし、調べても御殿が軍事的だった記述はなく、現在その重要性はわかりにくい。多摩川はときどき流れを変え、古地図に載っている場所はいまは等々力緑地になっている。歩いてみても急に折れ曲がっている中原街道が住宅地にあるだけで、変だと思って周りを探っても、裏に大きな等々力緑地があるばかりだ。古地図で当時の多摩川を確認しないと軍事的な重要性はわからない。ちなみに等々力緑地は旧多摩川の川筋なので、砂利採取をした跡が池になっている。もちろん、中原街道の終点である平塚の中原にも一五九六年頃には御殿が建てられている。天下統一を果たしたあとは用がなく、両御殿とも江戸時代の初期に取り壊されている。

関ヶ原の戦いの前、一六〇〇年に徳川家康は大軍を率いて会津征伐へ向かったが、七月二十四日、いまの栃木県小山で石田三成の挙兵を聞いた。翌日に軍議を開いたが、秀吉の恩顧の外様大名も三成征伐に動いた。考えてみると東西を往復する際に中原街道を通って小杉陣屋に泊まり、建設中の四ヶ領用水を大名たちに見せている。さらに利根川東遷、つまり江戸に注いでいた利根川を千葉に流す大工事も見せているはずだ。次の時代を作るのは家康だとアピールしたのではないかと思えてくる。

　明治に入って川崎の農地を軍事力を背景に大規模に買い取り、軍事関係の工場ができてきた。用水の水も工業用として貴重だっただろう。横須賀や東京への軍事生産品の供給地になった。

　関東労災病院がある、もとの沼の両側には、東急線と綱島街道ができて平行に走っている。前述したように、人口が増えていったため、沼地を埋め立てて小学校と関東労災病院ができた。たしかに労災病院内よりも目の前の中原平和公園のほうがやや高地になっている。平和と名前が付くと戦争と関係があることが多い。公園には戦前、飛行機の計器などを作る会社と工場があった。計器工場は戦後に接収されて、アメリカ進駐軍の印刷工場になった。それが返還されて公園と高校ができた。

　一九五七年六月十日に内科・外科・整形外科・放射線科の百床で関東労災病院が創立[6]され、六〇年に五百一床が完成、七二年に六百六床、十六診療科[7]の病院になった。

「病院建設振り子の原則」で、現在の駐車場に当初の病棟はできた。つまり、病院建て替えを長い目でみると空き地（駐車場など）に新棟を建て、移動後は取り壊した場所が駐車場になるというものだ。五十年、百年の周期でみると、病棟が行ったり来たりを繰り返す。現在の病棟の場所には以前高等看護学校と労働衛生研究所があった。二つともなくなったが、研究所跡の石碑だけは残っている。「病院建設振り子の原則」は筆者が唱えているだけだが、いろいろな病院の歴史をみるとそう思えてくる。

注

（1）中原平和公園：神奈川県中原区木月住吉町三三番一号

（2）日本の天下統一を果たした秀吉が大明帝国の征服を目指し、遠征軍を立ち上げて侵攻した戦い。

（3）太田区立郷土博物館：東京都大田区南馬込五丁目一一番一三号。訪問日は二〇一七年夏。

（4）武田の棒道：武田晴信（信玄）が開発した軍用道路。八ヶ岳南麓から西麓にかけて甲斐国（山梨県）と信濃国（長野県）の境を通る。

（5）徳川秀忠：江戸幕府の第二代征夷大将軍。

（6）関東労災病院が創立：『関東労災病院十周年記念誌』関東労災病院、一九六七年

（7）六百六床、十六診療科：関東労災病院編『関東労災病院四十周年記念誌』関東労災病院、一九九七年、一九ページ

売春防止法、屏風ヶ浦病院

横須賀と横浜の地名は同じ語源である。須賀は苗字や地名によくある。海や川の砂が堆積した土地を「洲」または「州」と呼ぶ。「中州」がいい例だ。また、「住処」とか「隠処」のように、「所」を意味する「処」は「か」や「こ」とも読む。その二つの漢字が単語になった「州処」が、おめでたい漢字に変化し「須賀」になったという。

要するに、横須賀も横に砂浜が延びているということだ。その地形に目を付けたのが、幕臣の小栗上野介忠順だ。横須賀の埋め立てをおこない、製鉄所や造船所を建設した。幕府はその建設を依頼する技師を探すにあたって南北戦争中のアメリカ、薩摩や長州に接近するイギリスを避けフランス人に決定、当時上海にいた技師フランソワ・レオンス・ヴェルニーに建設を依頼した。

江戸時代の横須賀の実情はあまりわかっていないが、横浜は詳細を調べることができる。横浜には江戸時代から大岡川が流れ込んでいたが、その堆積物では埋まらず入り海になっていた。湾口は横に砂洲が延びて横浜村があった。沿岸では村人が少ない田畑の耕作や塩田で生活していた。その入り海に大規模干拓がおこなわれ田畑になり、いまの横浜の土台が築かれた。

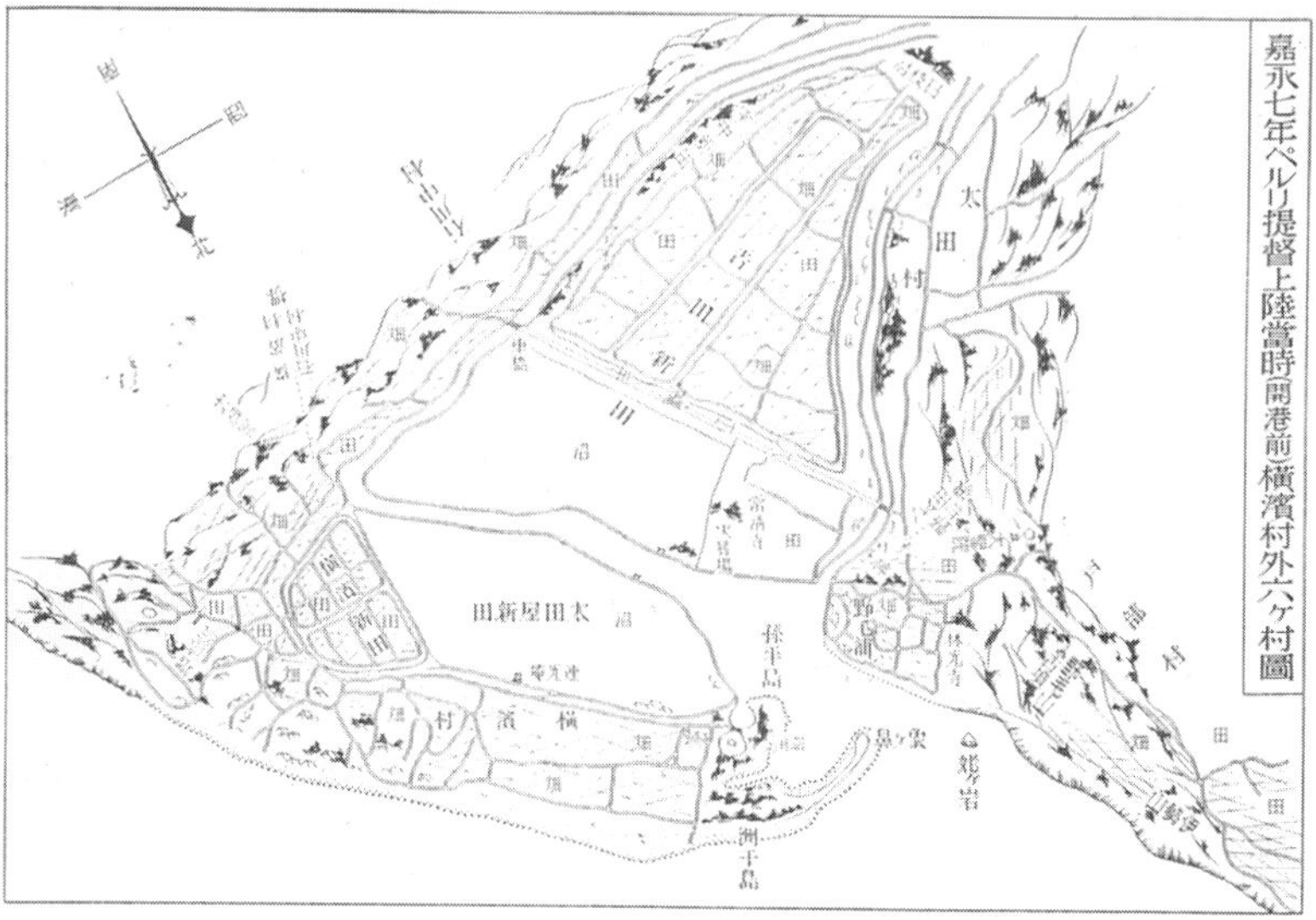

図24　1854年の吉田新田の地図
（出典：『日本地理風俗大系』第3巻関東南部篇、新光社、1930年）

二〇一五年三月、弘明寺駅から大岡川沿いに横浜まで歩いた。川は横浜市南区宿町と花之木町にまたがる蒔田公園[1]で二つに分かれ、右は中村川となりその上を高速道路が走る。大岡川と中村川に挟まれた釣り鐘形の土地はすべて入り海の干拓で、中央にあった中川という用水路がいまの大通り公園になっている（図24）。干拓については横浜市歴史博物館[2]の展示と『吉田新田ができるまで[3]』が詳しい。

江戸時代の東海道は、江戸からくると神奈川宿を過ぎて横浜村の手前で、三浦半島の丘陵地帯を登って横切る。横浜は眼下に広がる田んぼだった。そこを開港地として外国人を住まわせた。

横須賀と横浜の港としての発展の陰で、海外やほかの港からの伝染病という大きな問題が持ち上がった。急性・慢性伝染病のほかに性病もあった。当時、梅毒トレポネーマによって起こる精神病である進行マヒ、俗にいう脳梅毒は人類にとって大きな問題だった。文献を読むと患者には独特の誇大妄想があり、その表現形式は統合失調症とは異なる。かつては精神科病院の入院患者の二、三〇パーセントは進行マヒだったが、抗生物質での梅毒治療のおかげで発病患者は現在は皆無だ。精神科はそれを克服したが、梅毒感染者全員が進行マヒになるわけではなかった。なぜ脳に障害を起こすかはわからないまま、消えようとしている。

抗生物質が普及する前、敗戦で性病が再び大きな問題になったことがある。そのときに活躍したのが、いまはない屏風ヶ浦病院だ（図25）。写真には埋め立て予定地がうっすらと線で引かれている。屏風ヶ浦駅の真ん前にあった。当時の一次資料をつなぎ合わせてみる。

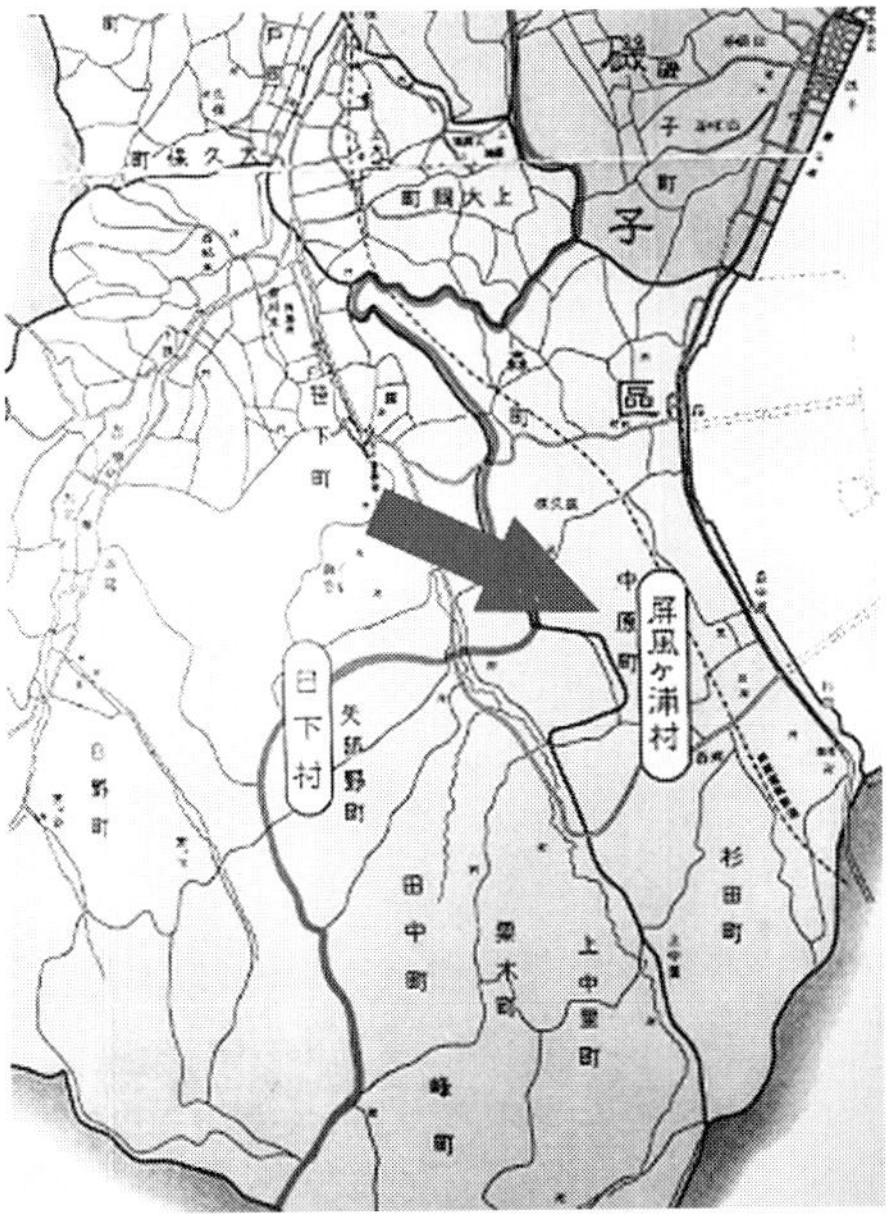

図25　横浜市域拡張一覧図（横浜市土木局、1932年）（出典：「はまれぽ2012年04月18日」〔https://hamarepo.com/story.php?story_id=1006〕［2019年12月9日 アクセス］）

翌二月の定例県議会における（一九）四八年度予算の知事説明文書では、性病予防の徹底を期するため

> の保健病院費四百八十三万八千余円を、発疹チフス等の伝染病の（略）[4]
>
> 街娼検挙陣は、進駐軍払い下げ小形トラック一台（都合がつけば二台）という弱体であり、一九四九年（昭和二十四年）度の実績をみてもまだまだ屏風ケ浦病院の二百八十八床さえ満たすにいたっていない。[5]

「徹底的な狩り込み強行、超満員の屏風ケ

浦病院」という見出しで「毎日新聞」に次のような記事が載った。一九四五年前半の話だ。

十一月二日から徹底的な狩り込み強行、初日の取締りは、真夜中まで実施され、総計で四百三十五名を取り調べた。そのうち三百七十五名を横浜市磯子にあった、屏風ケ浦病院に収容した。(6)

この背景は、次の資料が簡潔に説明している。

これは性病の発見を目的としたもので、検挙された女性はすべて加賀町警察署(7)に送りこまれ、検診を受けたうえ病気のものは屏風ケ浦病院に収容された。女性の更生については県が横浜駅前に婦人相談所を設けた。彼女たちは大半がいわゆるプロではなく(略)(8)

ここで注意しなければならないのは、売春防止法(一九五六年五月二十四日法律第百十八号)以前の話だということだ。その施行は一九五七年四月一日で、赤線が廃止されたのは五八年だ。だからこのときの検挙の目的は性病発見で、罹患した者たちは専門病院である屏風ヶ浦病院に収容されたのだ。

加賀町警察署は横浜スタジアムのすぐそば、横浜中心部にある。トラックの荷台に女性を乗せ、ここに集めて検診した。ちなみに屏風ヶ浦という地名は千葉県銚子市(9)にもあるが、海に面した断崖絶壁に付けられるようだ(写真40)。

横浜の江戸時代の干拓は、明治期に発展した三浦半島の先駆けになった。江戸の材木商である吉田勘兵衛が一六五六年に幕府から許可を得て、九月五日に工事が開始された。だが翌年の六月二十一日から十一日間の梅雨のために流されてしまった。

再び一六五九年四月二日に、記録では房総半島と伊豆半島ほかから石材を運び、それを多用して潮除け堤を完成させた。そこにはすぐ隣の真鶴半島も入ると考え、一日かけて歩いて一周した。真鶴半島は昔から本小松石の産地として栄えていた。現在は墓石に使うが、江戸城築城にも使われたので横浜干拓にも使用されていただろう。六七年に吉田新田は完成して、吉田勘兵衛は苗字帯刀が許された。

真鶴半島も神奈川県のなかで人口減少が著しく、医療も地域医療振興協会（市立うわまち病院も経営）の真鶴町国民健康保険診療所が支えているだけだ。三浦・真鶴半島で共通する問題点の一つは、先端部に強力な吸引力がないため、物流が付け根部分を素通りしてしまうことだ。

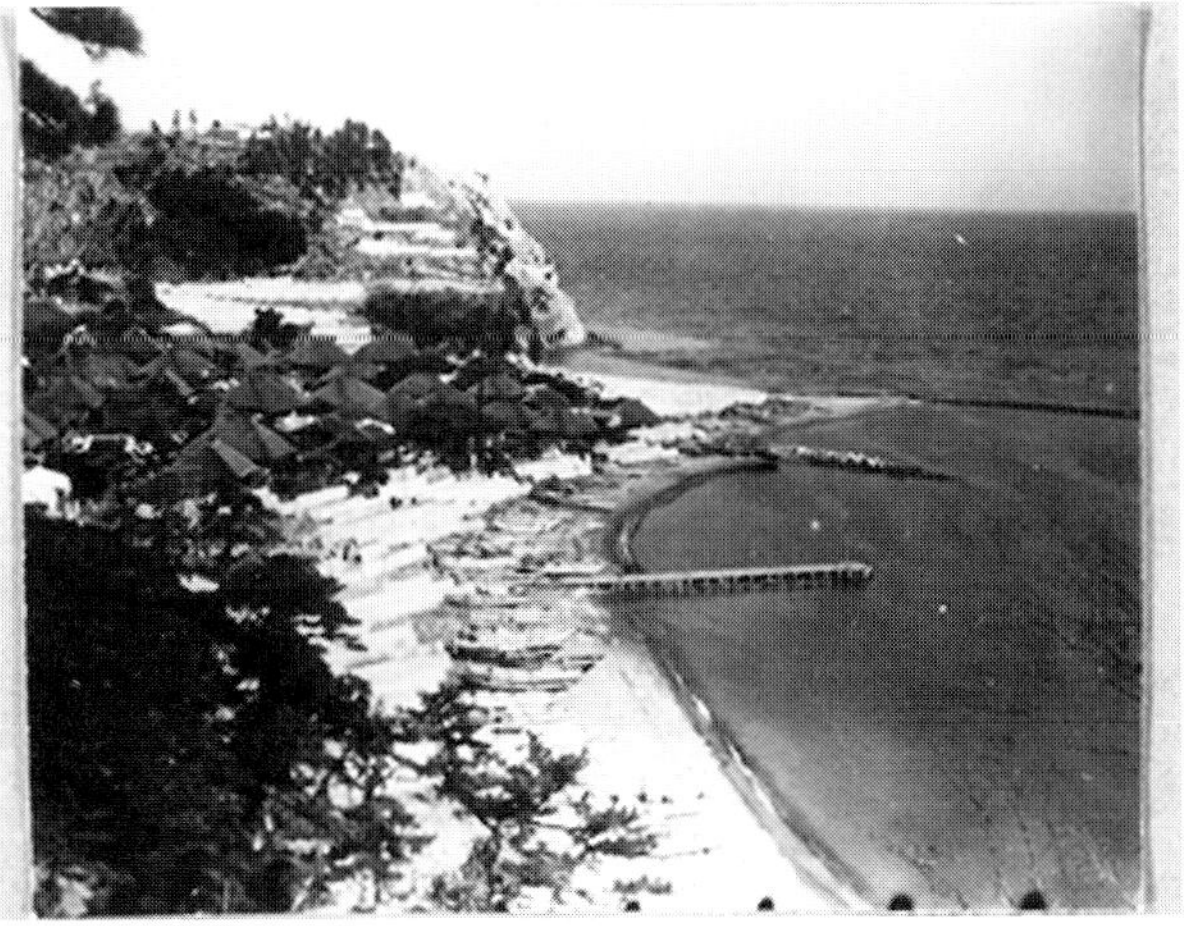

写真40　1950年代、埋め立て前の屏風ヶ浦の海岸線（横浜市史資料室所蔵）

昭和二十五年神奈川県は当時磯子区にあった県立屏風ヶ浦病院内に婦人更生相談所を設置しました。これは売春を行っていた女性の更生相談を目的とした全国初の施設であり、その設置は売春防止法が公布される六年前のことでした。（略）更生相談所はその後婦人相談所と名称を改め、相談内容も売春だけでなく家出・浮浪などが加わります。そして、昭和三十一年に長い問題案だった売春防止法が制定されると、女性の基本的人権を擁護する機関として業務を拡げていきました[10]。

このときに婦人保護台帳が作られ、いまに残る。時は流れ、屏風ヶ浦病院は民間病院になった。並木第二小学校と統廃合され売却された並木第三小学校跡[11]に二〇一二年九月一日移転し、横浜なみきリハビリテーション病院と名前を変えた。屏風ヶ浦病院跡地はマンションになっている。

注

（1）蒔田公園：神奈川県横浜市南区宿町一丁目一番
（2）横浜市歴史博物館：神奈川県横浜市都筑区中川中央一丁目一八番一号
（3）横浜市歴史博物館編『吉田新田ができるまで』横浜市歴史博物館、二〇〇六年
（4）恵泉女学園大学平和文化研究所編『占領と性――政策・実態・表象』インパクト出版会、二〇〇七年、一三一ページ
（5）同書一三七ページ
（6）片桐久吉『軍港の闇に蠢く女――新聞切抜き帳が語る』文芸社、一九九九年
（7）加賀町警察署：神奈川県横浜市中区山下町二〇三番
（8）神奈川新聞編『横浜駅物語』神奈川新聞社、一九八二年、三七ページ
（9）千葉県銚子市：名洗町から旭市上永井の刑部岬までの海岸線の断崖絶壁。
（10）石原一則「神奈川の戦後と「婦人保護台帳」」「神奈川県立公文書館」（https://archives.pref.kanagawa.jp/

www/contents/1549571778045/index.html)［二〇一九年五月二十九日アクセス］

（11）並木第三小学校跡：神奈川県横浜市金沢並木二丁目八番一号

スクラップアンドビルド、横浜市立みなと赤十字病院

歴史調査・研究の難しさの一つにフェイク（偽物）の問題がある。一つひとつ丁寧に点検していかないと、事実確認で大きな間違いを犯す。松本清張[1]の著書に『岡倉天心[2]』がある。岡倉天心は近代日本の美術史学研究の開拓者だが、この本の宣伝にはこうある。

九鬼男爵夫人波津子との灼熱の恋（略）清張自ら天心の足跡をたどり、新たに資料を発掘し、彼の人間性を精緻に描いた異色の評伝

冒頭に九鬼男爵夫人・波津子の巣鴨病院（東京府立の精神科病院、東京都立松沢病院の前身）への再入院申請書が載っている。よく書けていて清張の文才を感じるが、偽文書というより単なる創作だ。精神科の（責任能力などの）鑑定書をもとにしているが、再入院するのにこんな詳細な書類は書かない。困るのは本書について評伝（評論を交えた伝記）と明記してあることと、どこまでが事実で何が創作かが曖昧なことだ。

急速に発展する港町は、人口増加や移動のほかに伝染病などの問題のため大病院が必要で、横浜にも大病

院が多いが、成り立ちは横須賀と大きく異なる。横須賀は軍関係の病院だが、横浜はそれ以外の系列が多く、例えば横浜市立みなと赤十字病院もそうだ。だが人の一生のように病院も変化し成長していく。

一八七七年の西南の役がきっかけで佐野常民、大給恒らが同年五月一日、博愛社（現・日本赤十字社）を創設し、傷病兵の救護をした。

一八八六年に博愛社病院（現・日本赤十字社医療センター）を開設し、一九〇四年から各県に病院が設置された。地方の旧街道を歩くと、日本赤十字社員証を玄関に貼っている家を見かける。赤十字活動に賛同した人が、毎年五百円以上の資金協力をすると社員証が発行され、賛助会員になる。全国で九十二の赤十字病院が独立採算制で運営していて、東京の高級地にマンションや老人ホームをもっている病院もある。

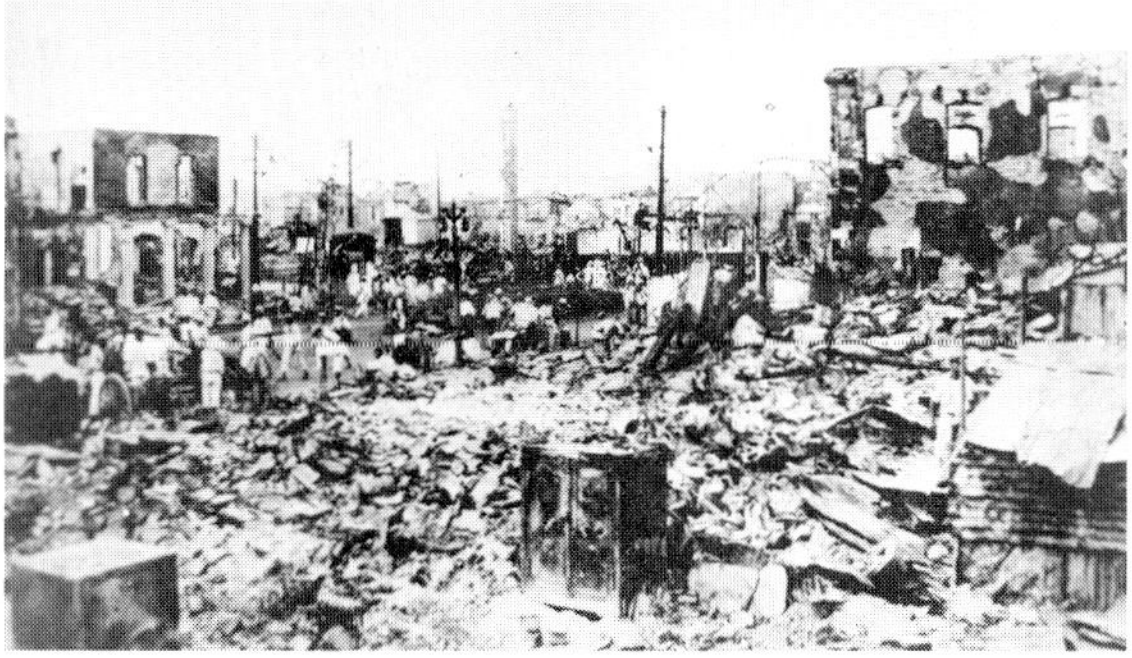

写真41　関東大震災
（出典：「人的被害の9割が東京・横浜に集中：関東大震災を振り返る」〔https://www.nippon.com/ja/japan-data/h00526/〕［2019年5月29日アクセス］）

横浜市立みなと赤十字病院は、一九二三年の関東大震災のときに臨時救急病院として磯子区東町に開院し、のちに名称を変えた根岸療院をルーツにもつ（写真41）。根岸森林公園と根岸駅に挟まれた場所で、根岸山大聖院覚王寺[3]の真ん前なので創設に関係があったかもしれない。

日本全国を歩き回ると、広大な寺領を慈悲の心で病院や学校建設に提供した事例がずいぶんあることがわかる。古くから人が住んでいたところは敷地がいびつだが、この町はきれいな長方形だ。

根岸療院は一九四六年に横浜赤十字病院に改称した。横浜市中区根岸町が埋め立てられ、六四年四月、病院はすぐそばの埋め立て地に移転した。六五年四月、隣に現在の神奈川県立衛生看護専門学校[4]ができた。

一方、一九六二年に横浜市立港湾病院が、横浜開港百年記念事業として開院した。二〇〇五年、そこに横浜赤十字病院を移転・統合して横浜市立みなと赤十字病院が開設し、日本赤十字社が管理者になった。ちなみに〇六年から精神科外来開始、翌年から精神科の入院受け付けを開始した。

男と女が結婚して、二人の遺伝子を受け継いだ子どもが生まれるようだ。老朽化した設備や行政機構を廃止して集中化・効率化を実現することを、スクラップアンドビルドという。横浜市立みなと赤十字病院は市が建物を作ったが、運営からは手を引いた。地域医療振興協会が経営する市立うわまち病院と同じパターンだ。

これは人口減少をにらみ、日本全国でおこなわれている。例えば二〇一七年八月には茨城県で、労災グループの鹿島労災病院[5]と神栖済生会病院[6]（ともに神栖市）の二病院が統合することで合意した。新潟県では燕労災病院（三百床[7]）を一八年四月一日に県に移譲、二三年度に厚生連三条総合病院（百九十九床[8]）と統合し、公設民営の県央基幹病院[9]を三条市中心に開院する。大きなグループはリストラをしていかないと生き残れない状況になっている。

横須賀や横浜のように横に浜が延びた場所は日本中にある。テレビ番組[10]で富士山と三保の松原を取り上げていた。久能山東照宮がある有度山は隆起によって誕生したが、十万年にわたる潮の流れで海側の半分ほどが削られ、その土が海岸沿いに流れ、三保半島になったという（図26）。図の中央が久能山だ。

三保半島があるので清水港は天然の良港だが、かつては島で室町時代の大永年間（一五二一―二八年）までに、陸地とつながった（図27）。図の手前の島がそれに当たる。

当時島にいくのは「有渡の渡し」から舟を使った。地元の看板には柿本人麻呂の「千早ぶる　有渡の渡りの早きせに　逢すありとも　後にわがつま」（六七〇年頃）と書いてあるがどうも変で、文献にない。

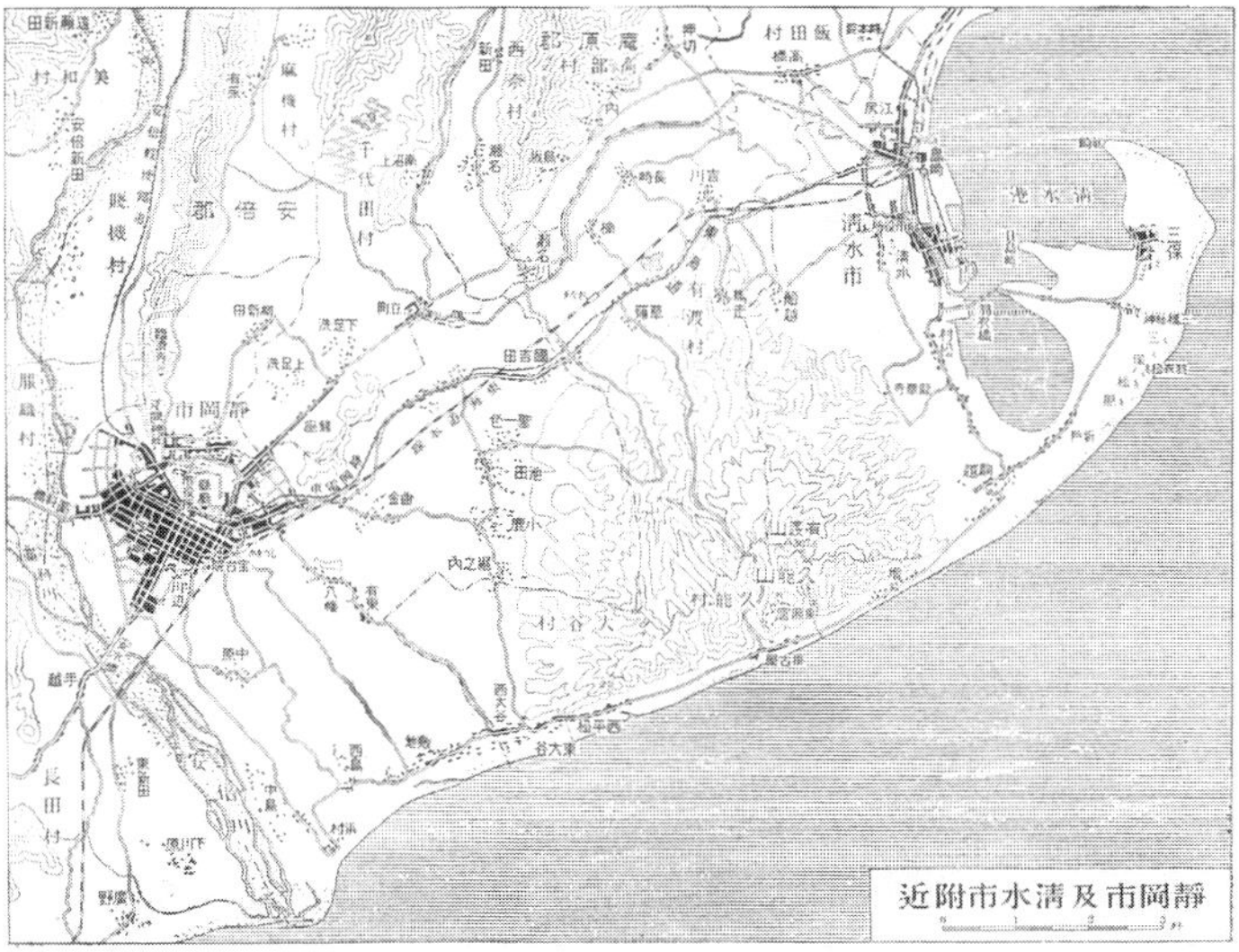

図26　1930年頃の静岡付近の地図
（出典：改造社編『日本地理大系』第6巻下、改造社、1930年）

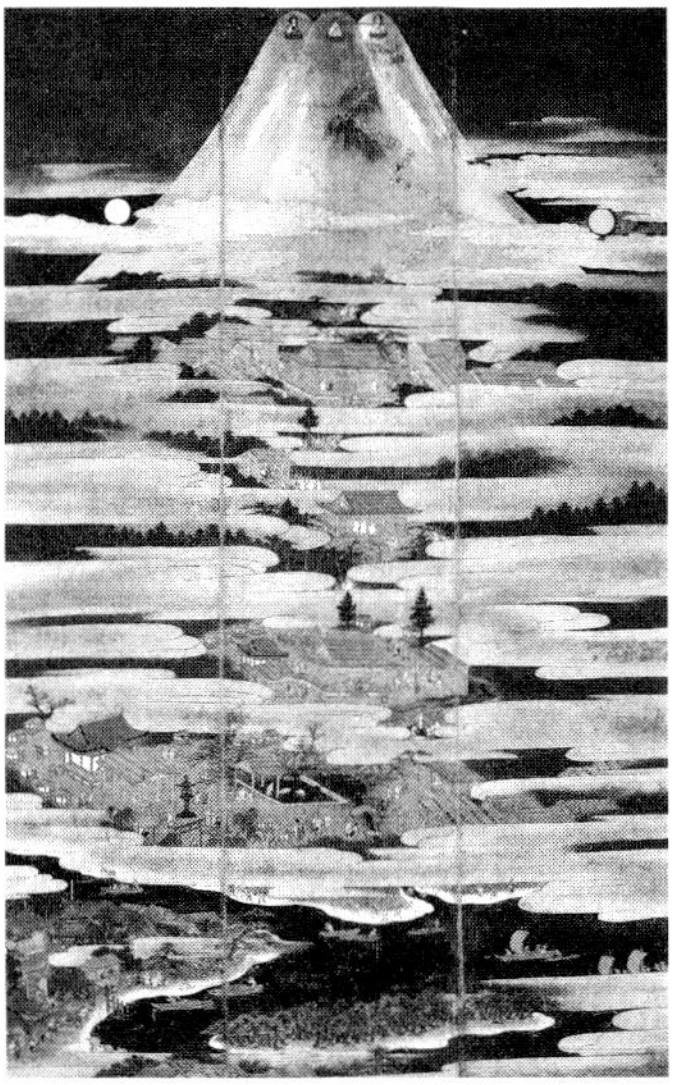

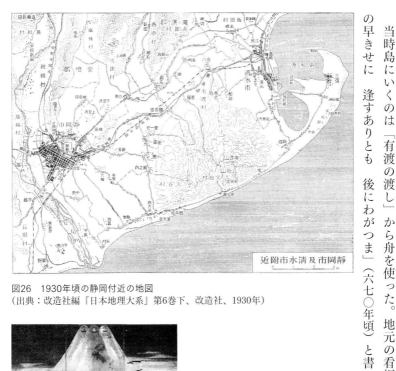

図27『絹本著色富士曼荼羅図』（富士山本宮浅間大社蔵）

かわりに彼には「ちはや人 宇治の渡りの瀬を早み 逢はずこそあれ 後も我が妻」(『万葉集』第十一巻[11])という歌がある。京都の宇治川[12]を詠んだ歌と考えられる。

「ちはやふる(ちはやぶる)」はたけだけしい、荒々しいという意味で、「神」などにかかる枕詞である。それは特定の語の前に置いて語調を整えたり、情緒を添えたりする言葉と古文で習う。

小倉百人一首にも、在原業平の「ちはやふる 神代もきかず 竜田川 からくれなゐに 水くくるとは」がある。人麻呂が枕詞に合わない、似たような歌を作るはずもなく、有渡の渡しの歌はフェイクではないかと思う。

地元の人が、悪意ではなく柿本人麻呂で宣伝したかったのだろう。だが、善意ほどたちが悪いものはない。

注

(1) 松本清張:一九〇九年十二月二十一日生まれ、九二年八月四日没。日本の小説家。五三年に『或る「小倉日記」伝』で芥川賞を受賞、五八年に『点と線』を発表し、社会派推理小説ブームを起こす。
(2) 松本清張『岡倉天心』新潮社、一九八四年
(3) 根岸山大聖院覚王寺:高野山真言宗、神奈川県横浜市磯子区東町六番二〇号
(4) 看護専門学校:神奈川県横浜市中区根岸町二丁目八五番二号
(5) 鹿島労災病院:茨城県神栖市土合本町一丁目九一〇八番二号
(6) 神栖済生会病院:茨城県神栖市知手中央七丁目二番四五号
(7) 燕労災病院:新潟県燕市佐渡六三三番
(8) 厚生連三条総合病院:新潟県三条市塚野目五丁目一番六二号

（9）県央基幹病院：指定管理者は二〇一二年四月に設立された新潟県地域医療推進機構。
（10）テレビ番組：『ブラタモリ×鶴瓶の家族に乾杯 初夢スペシャル「富士山・三保松原」』ＮＨＫ、二〇一八年一月二日放映
（11）万葉集第十一巻：「万葉集／第十一巻」（「Wikisource」〔https://ja.wikisource.org/wiki/%E4%B8%87%E8%91%89%E9%9B%86/%E7%AC%AC%E5%8D%81%E4%B8%80%E5%B7%BB〕［二〇一九年五月二十九日アクセス］）。［歌番号］11/2428、［原文］千早人 宇治度 速瀬 不相有 後我攦
（12）宇治川：近畿地方を流れる淀川の京都府内での名称。

パラダイス夏島・野島、湘南病院

三浦半島は暖かく住みやすいところだ。横須賀に通勤していた頃、朝起きると雪で、横浜あたりではかなり降っていたが、横須賀の湘南病院[1]までできたら雨に変わっていた。夏島の由来は、島に雪が積もらないことだといわれる。夏島は沖合に浮かぶ島だったが、埋め立てで周囲は工場になり、横須賀市夏島町になった。すぐそばに野島もあったが、同じ運命をたどった。

湘南病院は京浜急行追浜駅前にある総合病院だが、精神科病棟が充実しているのが特徴だ。訪ねると、大滝紀宏院長の案内で隅々まで見学することができた。創立は一九四六年四月一日で、病棟を新しくするたびに、背後の鷹取山のほうに延びていった。二回建て直しをおこなった三層構造で、それが年代別の精神科病棟博物館のようになっている。戦争中はここに海軍の宿舎があったらしい。駅の真ん前にある精神科病棟など、日本でいちばん古い公立病院の松沢病院以外では聞いたことがない。

外来としていまでも使っている最初の病棟が追浜駅のすぐ上にある（図28）。使っていない病室は倉庫になっている。最新の病棟にいくに従って、広く明るくなって、その素晴らしさがよくわかる。湘南病院の発展をそのまま見ることができる。病棟内でも独自の工夫があり、例えば上下のナースステーションをつなぐ

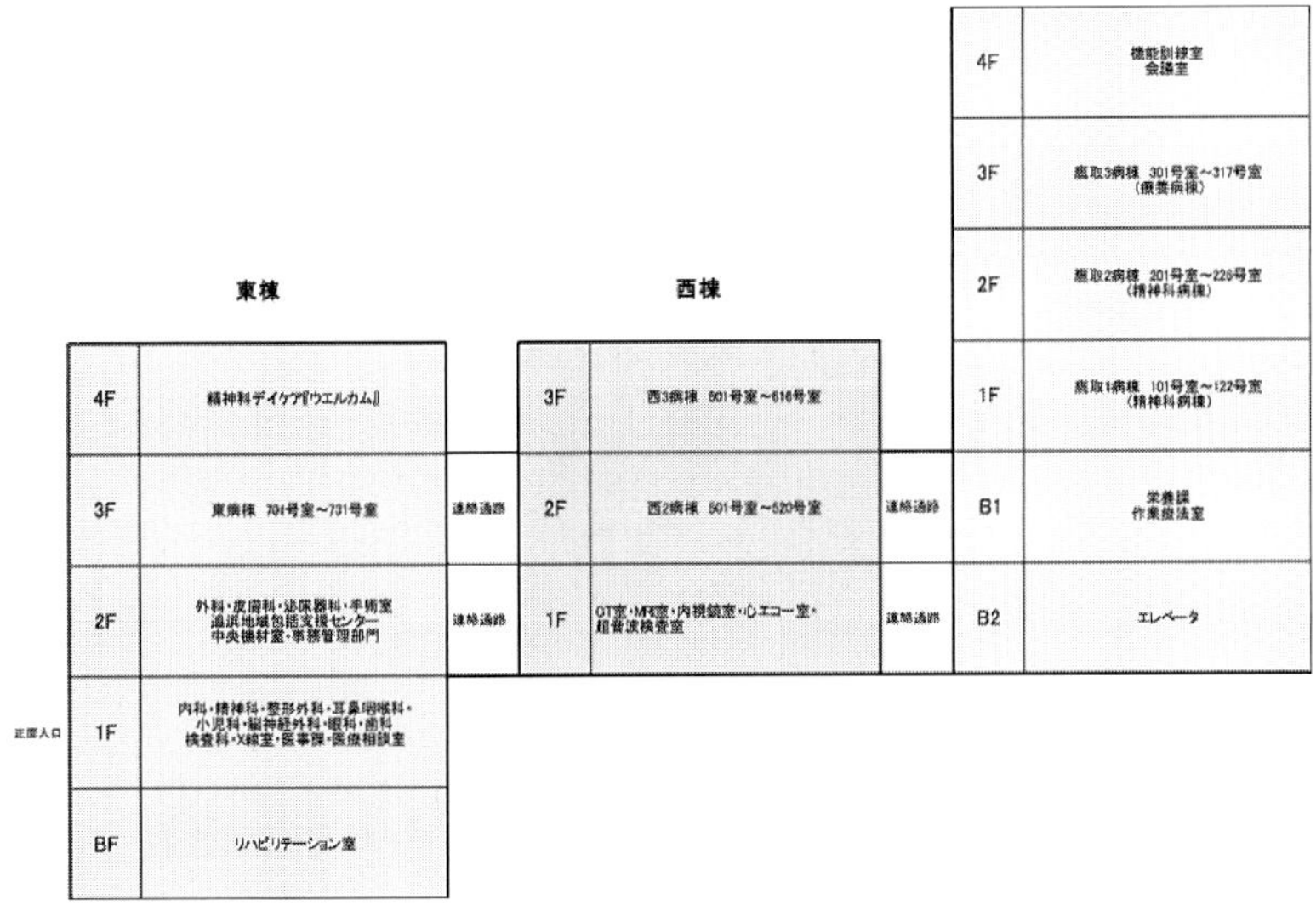

図28　湘南病院の構造
（出典：湘南病院「施設のご案内」〔http://www.shonanhp.or.jp/facilities〕［2019年5月29日アクセス］）

内階段があった。精神科病院は全体に鍵がかかる閉鎖病棟が多いので、上と下を行ったり来たりするのに、病棟の扉の鍵を二回開け閉めしなければならない。内階段がある精神科病院に勤めたことがあるが、意外と便利なのだ。

　病院の沿革は一九九六年八月発行の『創立五十周年記念文集[2]』に詳しい。書名が『文集』になっているのは、過去に勤めていた人を含めた、多数の職員から集めた原稿集になっているからだ。それをみると、四六年三月に医療社会事業団体が湘南国際病院創立（七十床）とある。五五年に組織変更し、湘南病院と改称した。五一年、高松宮を迎えての記念集合写真がある。看護師のユニフォームが粋だ。カトリックのシスターの服装にも似ているのだが、時代を経ると白衣になる。五八年四月、精神科病棟を設置した。

　湘南病院へいく前に、付近の野島を歩いた。昔は湾が深く入り込み沖合に夏島[3]と並んでいてそこに人が住んでいたが、いまは公園で陸続きだ。海の魚も豊富で、何より安全だったのだろう。夏島もすぐそばに見える。夏島・野島両方に縄文時代の遺跡が発見されているが、夏島のほうが有名だ。

野島はいまでは埋め立てられて小高い丘のようになっていて、頂上まで広い道路が通っている。野島には太平洋戦争中に海軍の飛行艇のシェルターが作られたが、使用されずに現在は埋め込まれた。野島貝塚は、防空砲台工事で貝層が露出して発見されたことによる。そこからの東京湾の眺めは素晴らしく、砲台にはうってつけの場所だ。

夏島の遺跡にはいく時間がなかった。横須賀市のウェブサイトによると、縄文時代早期の貝塚で、夏島式土器や石の矢尻や石おのなどの石器類が出土したとある。(4) 夏島式土器を科学的に測定したところ、いまから約九千五百年前のもので、わが国で最も古い貝塚の一つだとわかった。

大正期に入ると横須賀海軍航空隊の基地になった。この貝塚は一九四一年のある学会の雑誌に採集物が紹介されるほど注目を集めていたが、基地であるため厳密な調査はされず、そのために遺跡は保存された。敗戦後にアメリカ軍に接収されるが、将校が明治大学の後藤守一教授らと学習会をおこなっていた縁から五〇年と五五年に明治大学が調査した。

発掘されたものは御茶ノ水駅そばの明治大学博物館(5)に陳列してある。博物館は大学の建物の地下一階と二階に広く取ってあり、考古学と刑罰史の展示が充実している。刑罰史は法学部関係だろう、江戸時代の取り調べの様子の展示がありギロチンの複製まで置いてある。一階には二〇一一年十月二十八日にオープンした明治大学卒業生で作詞家の阿久悠(6)記念館もある。

調査風景の写真にアメリカ軍関係者が軍服姿で写っている（写真42）。現在の横須賀アメリカ軍基地と同じで、当時、日本人は自由に入れなかった。夏島第一貝塚には三つの貝の層があり、それぞれから縄文時代早期の土器が出土した。特に最下層には、厚いところで十五センチ、長さ約二メートルほどのヤマトシジミやマガキを主体にした貝の層があり、夏島式土器が出てきた。底の尖ったVの字型をした、非常にシンプルな土器だ。写真で見ると、土器には模様や飾りが付いている。

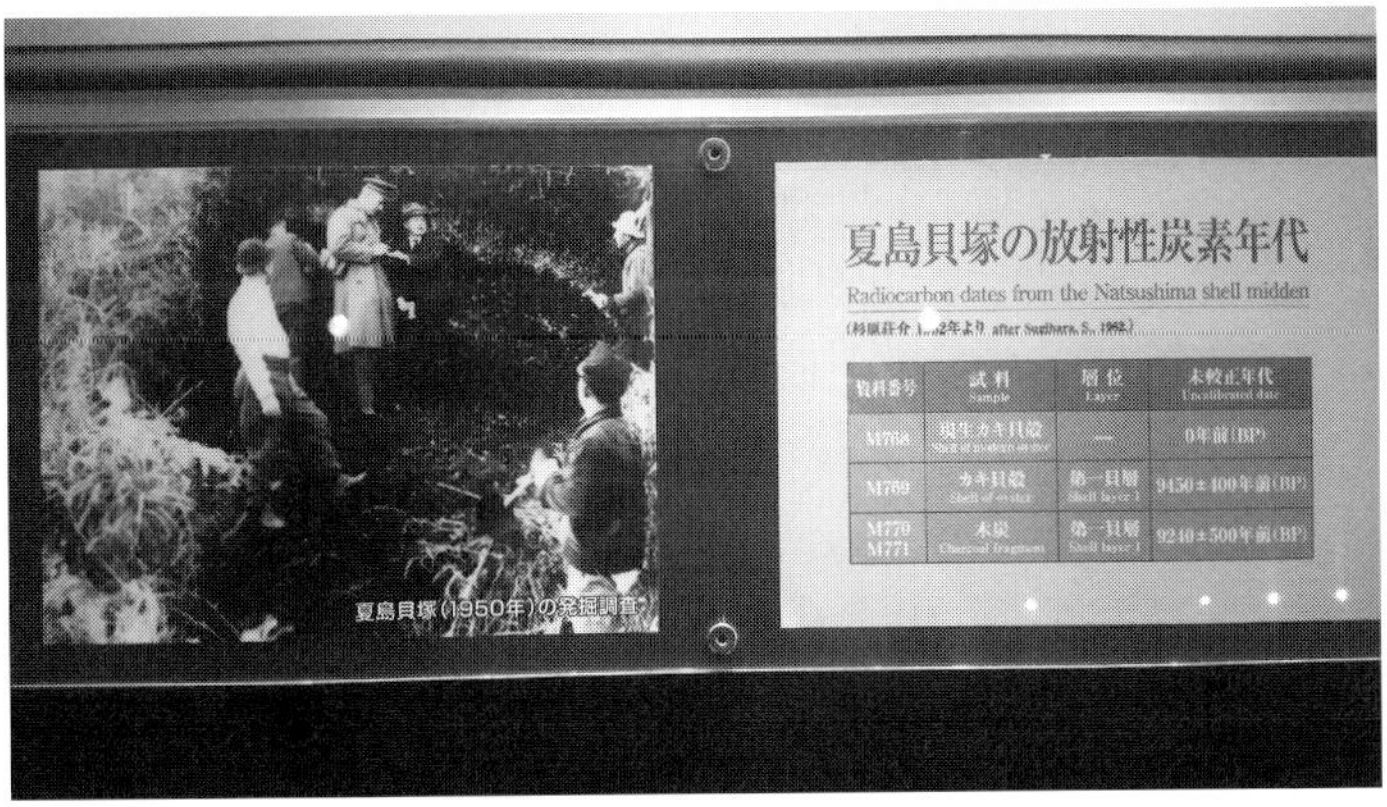

写真42　夏島発掘風景（筆者撮影）

一九五九年にはミシガン大学で年代測定がおこなわれ、当時は日本最古の土器として注目され、それまでの考えよりも縄文時代の開始年代が五千年近くさかのぼり大きな論争になった。四五年まで『日本書紀』が重視されていて、神国日本の縄文時代研究は進んでいなかった。

発掘からは小型の骨製U字形釣り針やマグロやカツオなど外洋性の魚類も見られ、丸木舟を使って沖合で活動していたと考えられた。ドングリやクルミを砕く石皿や磨石などの石器、シカやイノシシなどの動物の骨も出ていて、三浦半島の暮らしは豊かだったとわかる。夏島周辺は一九七二年に返還され工業地として整備されて、海岸は潮干狩りの名所になっている。

湘南病院の付近には「(大日本帝国)憲法草創の処」の碑（写真43）が建っている。大日本帝国憲法は、一八八九年二月十一日に公布、九〇年十一月二十九日に施行された。[7] 大日本帝国憲法の起草は、夏島にあった伊藤博文の別荘を本拠に、[8] 八七年六月四日頃からおこなわれた。当初は近くの料理旅館の東屋でおこなわれていたが、八七年八月六日、草案が入ったかばんを泥棒に盗まれたので、以後は別荘で作業が進められた。最初は政治的な陰謀かと思われたが、見つかったかばんからは金品だけがなくなっていた。海が見える景勝地の東屋跡地も埋め立てられ、いまは住宅街の真ん中だ。そこの近くの道端に憲法草創の碑はある。

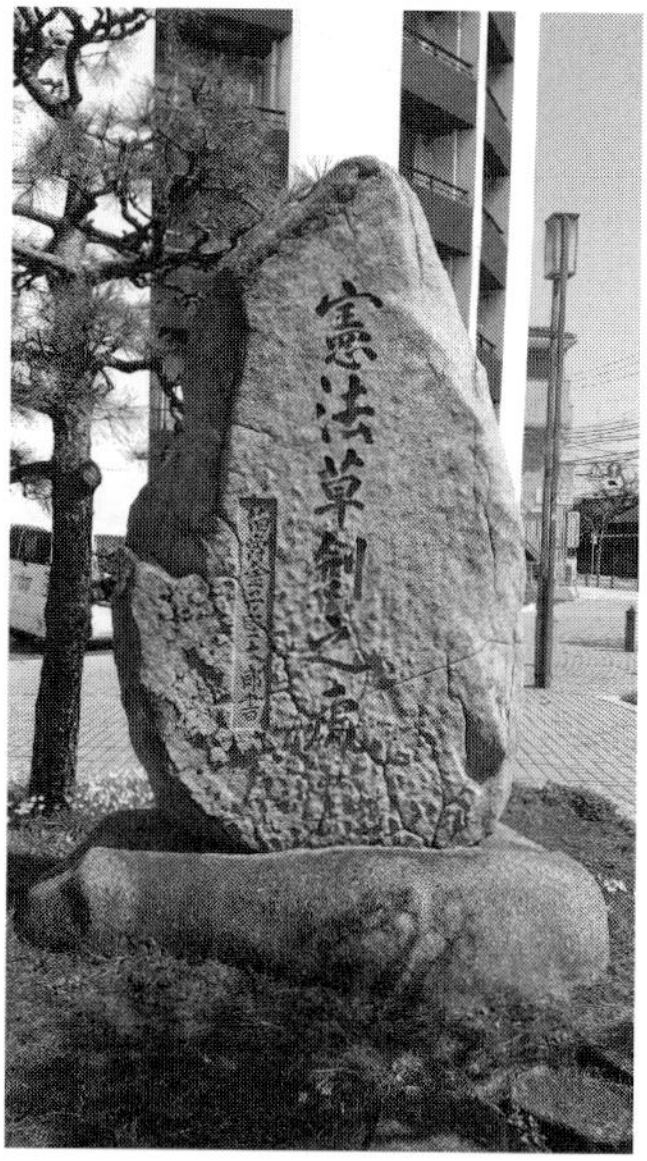

写真43　憲法草創の碑（筆者撮影）

湘南病院に話を戻すと、精神神経科病棟は百二十床あり、病院のウェブサイトによると、病棟全体に鍵がかかる閉鎖病棟と鍵がかからない開放病棟の二つを併設している。

> 精神科鷹取病棟(9)の二階は閉鎖病棟であり、精神症状の重い方でも入院できます。一階は精神療養病棟であり、日中の時間帯は病棟の出入り口を開放しています(10)。

精神科デイケアも併設して社会復帰に力を入れ、一日平均約百三十人の患者がきているという。患者や地域の医師にとって、このような病院があることは大変恵まれている。精神病患者もガンや白血病、脳腫瘍、骨折、糖尿病などあらゆる病気にかかる。精神状態が安定していれば問題はないのだが、ちょっとおかしなことをいうと一般病院では敬遠される傾向がある。

いちばん困るのは精神科の薬を中断して精神・身体症状ともに悪化している場合だ。例えば一般病院で意外と多いのが、統合失調症の昏迷状態である。ひと言でいうと、精神病で心が縛られ、動けなくなるのである。そのため褥瘡《じょくそう》ができたり、脱水や衰弱で見つかったりして救急車を呼ぶことになる。褥瘡とは寝たきりでいると体重で圧迫されその部位の血流が悪くなり、ただれたり傷ができたりしてしまうことで「床ずれ」ともいう。総合病院に精神科病棟があれば病院探しの手間はいらず、放置して重症な状態になることも未然に防いでいるが、このことが評価されるのは難しい。

とはいえ一般病棟と精神科病棟とが混在する病院には、運営上大きな困難が伴うことも事実だ。まず、あまり知られていないが一般病院と精神科病院では適用する法律が異なる。医療法と精神保健福祉法（精神科病院）だ。例えば、一般病院や老人病院、施設でも隔離・拘束がおこなわれている。だが精神科病院には罰則があるため、それが厳格に施行されている。

例を挙げると、精神科病棟入院中の患者でも、夜間新たに保護室入室などの隔離処置や拘束をするときは、精神保健指定医の承認が必要だ。刑事罰もあるので、資格をもっていない若い医師が当直するときには、指定医が管理当直する。ひと言でいうと「歩く署名捺印」係が常に必要なのだ。前述したように指定医は医師免許と並ぶ国家資格なので、学会認定医（学会のなかだけで認められる資格）などとは大きく異なる。その指定医が夜でも休日でも勤務するように体制を整えなければならない。

別の苦労は、同じ病院内であっても一般病棟と精神科病棟を患者が行き来する場合は、適用する法律が異なるため、あたかも転院のような手続き書類が必要になることだ。しかも、精神科病棟は入院手続きが複雑なのだ。そのため精神科閉鎖病棟に入院中の患者が、身体症状で一般病棟にいき、また精神科病棟に戻るときは、そのたびに入院手続きをし直さなければならない。

私が二十年勤めた七百床の精神科病院は、十二病棟のうちの一つが内科・外科病棟だった。精神症状も重く、天涯孤独な人もかなりいた。長期入院で高齢化すると内科合併症を併発する。前記のような例では、精神科に戻すときに十年、二十年音信が途絶えている遠い親戚に、入院手続きのお願いをしなければならない。怒るというより、びっくりして大きい声を上げる親戚や家族もいた。「いないことになっている」「なんでいま頃おれが」。どんなことも法律によって日本は回っている。

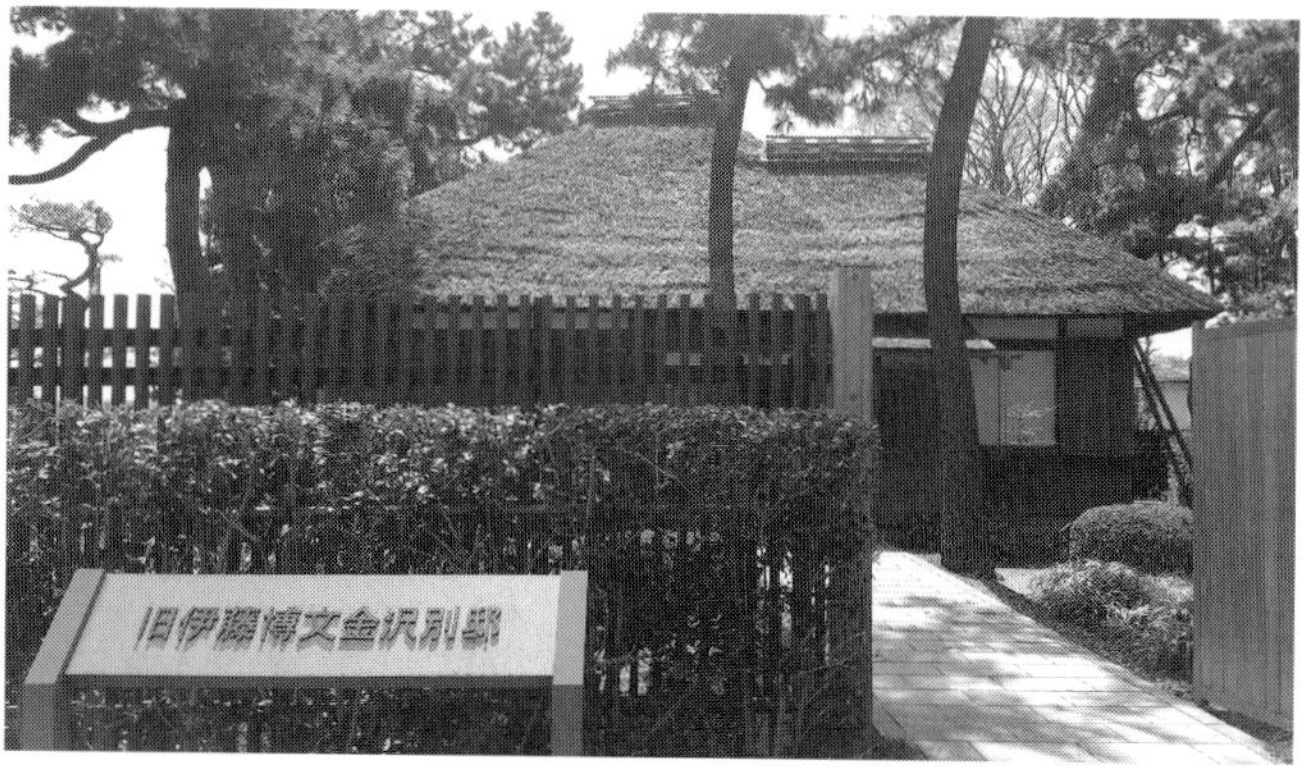

写真44　旧伊藤博文金沢別邸（筆者撮影）

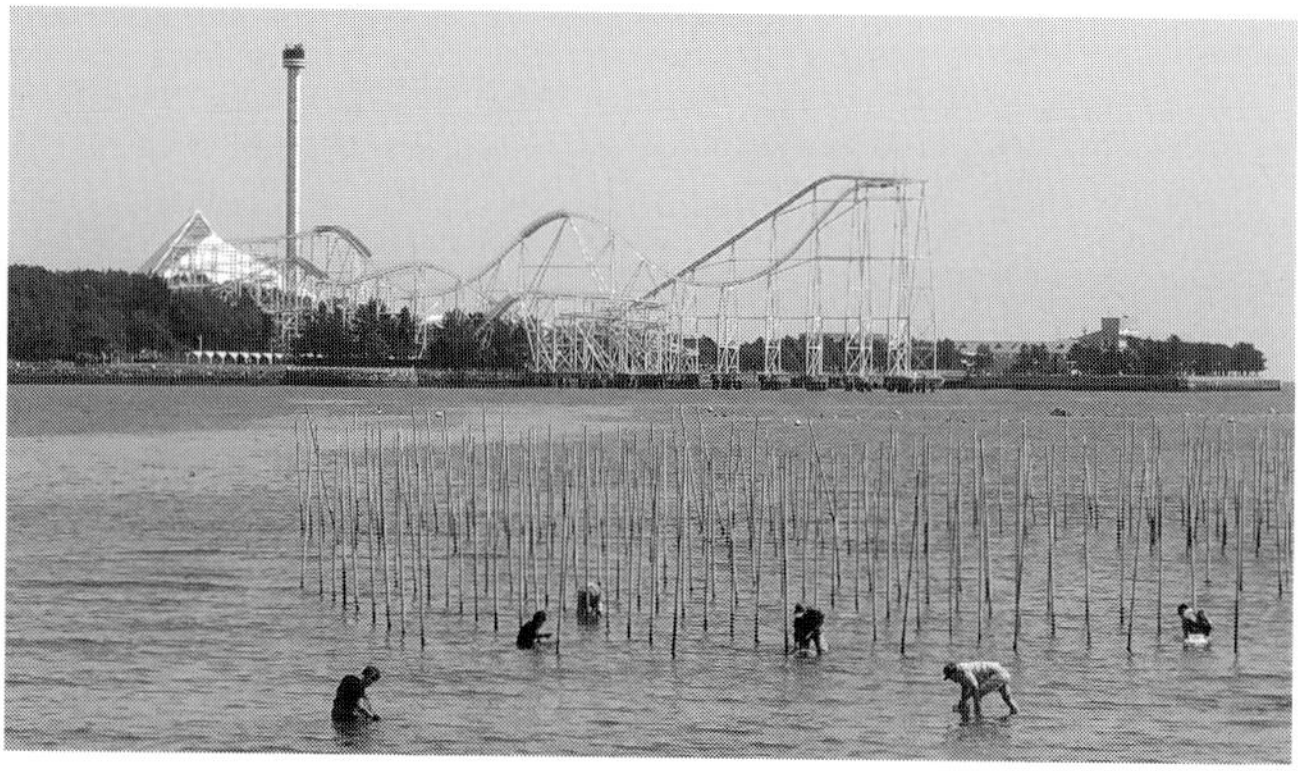
写真45　潮干狩りを楽しむ人々（筆者撮影）

若い頃、民間救急について刑事に聞いたことがある。民間救急とは、何年も家に閉じこもっている精神病の人を二、三十万の報酬をもらって、精神科病院に連れていく仕事だ。答えは明快だった。「家族の要請で自宅から精神科病院に連れていくのは、多少強引でも罰則がないのですよ。罰則がないものを警察は取り締まらないのです」

罰則がないということは、つまり法律違反ではないということだ。常識で危ないなと思っても、グレーゾーンということになる。そういえばＩＴ（情報技術）やそのほかの先端分野で、まだ取り締まる法律がないというフレーズはよく聞く。

大日本帝国憲法ができたことによって日本は近代国家になった。起草の中心になった伊藤博文[11]は、幕末は武士だったが明治時代は政治家になった。長州藩の私塾である松下村塾に学び、吉田松陰門下で初代・第五代・第七代・第十代の内閣総理大臣を務めた。

江戸時代からの観光名所だった金沢八景周辺は、明治初期に海浜別荘地として注目され、政治家や日本画の川合玉堂[12]などが別荘を設けた。その後、大磯や葉山などが別荘地になり、金沢はその役割を終えた。現在は横浜市の指定有形文化財として旧伊藤博文金沢別邸が再現されているが（写真44）、素晴らしいところだ。見事な庭の目の前は海で入園無料のボタン園になっている。見学時[13]は沖からくる春風が何とも気持ちよく、遠浅の海には潮干狩りの人が多数いた（写真45）。写真の背後は八景島シーパラダイスだ。

注

（1）湘南病院：神奈川県横須賀市鷹取一丁目一番一号。訪問日は二〇一八年三月三十一日。

(2)『創立五十周年記念文集』(非売品)、湘南病院、一九九六年
(3)公園：野島公園。神奈川県横浜市金沢区野島町二四番
(4)横須賀市「夏島貝塚(なつしまかいづか)」(https://www.city.yokosuka.kanagawa.jp/8120/bunkazai/kuni10.html)[二〇一九年五月二十九日アクセス]
(5)明治大学博物館：東京都千代田区神田駿河台一丁目一番、アカデミーコモン地階。訪問日は二〇一八年六月十日。
(6)阿久悠：一九三七年二月七日生まれ、二〇〇七年八月一日没。
(7)現在の憲法は一九四七年五月三日に施行された。
(8)東屋：一九五五年廃業。一八九七年頃から一九三九年まで神奈川県鵠沼海岸にあった同名の旅館とは異なる。
(9)鷹取病棟：地名が鷹取。
(10)湘南病院「精神科」(http://www.shonanhp.or.jp/medical_neuropsychiatry)[二〇一九年五月二十九日アクセス]
(11)吉田松陰：長州藩の思想家、教育者。安政の大獄に連座し、伝馬町牢屋敷で斬首刑。
(12)川合玉堂：一八七三年十一月二十四日生まれ、一九五七年六月三十日没。
(13)見学日は二〇一八年三月三十一日。

「マタイによる福音書」、最も小さい者、衣笠病院

衣笠病院[1]は日本医療伝道会が運営する由緒正しい病院である。病院の理念は次のとおりだ。「わたしの兄弟であるこの最も小さい者の一人にした〔行為、善行：引用者注〕のは、わたしにしてくれたことなのである[2]」

これは「マタイによる福音書」二十五章四十節で、この福音書は『新約聖書』を形成する、マタイ、マルコ、ルカ、ヨハネによる四福音書のうちの一つである。内容は例え話で、苦しみを受けている貧しい人々にした行動は、わたし（キリスト）にしたことと同じであるという意味だ。

一九四七年八月一日、共済会病院衣笠分院の病舎を引き継いで、衣笠病院は開設[3]された。これまでに述べたように、共済病院は戦前の海軍病院を吸収して発展した。多摩川沿いを歩く途中、小説『宮本武蔵[4]』で有名な吉川英治記念館[5]に立ち寄った。有名人によくあるが、没落した家で生まれて、仕事を転々として苦労したという。十八歳のときに年齢を偽って横浜のドックで働いたが、作業中船底に墜落して重傷を負い、それが小説家になる伏線になった。巨大な船を作る仕事は危険が伴う。横須賀には軍人だけではなく、職工用の病院も多数必要だということこれまでに述べてきたことの実例だ。

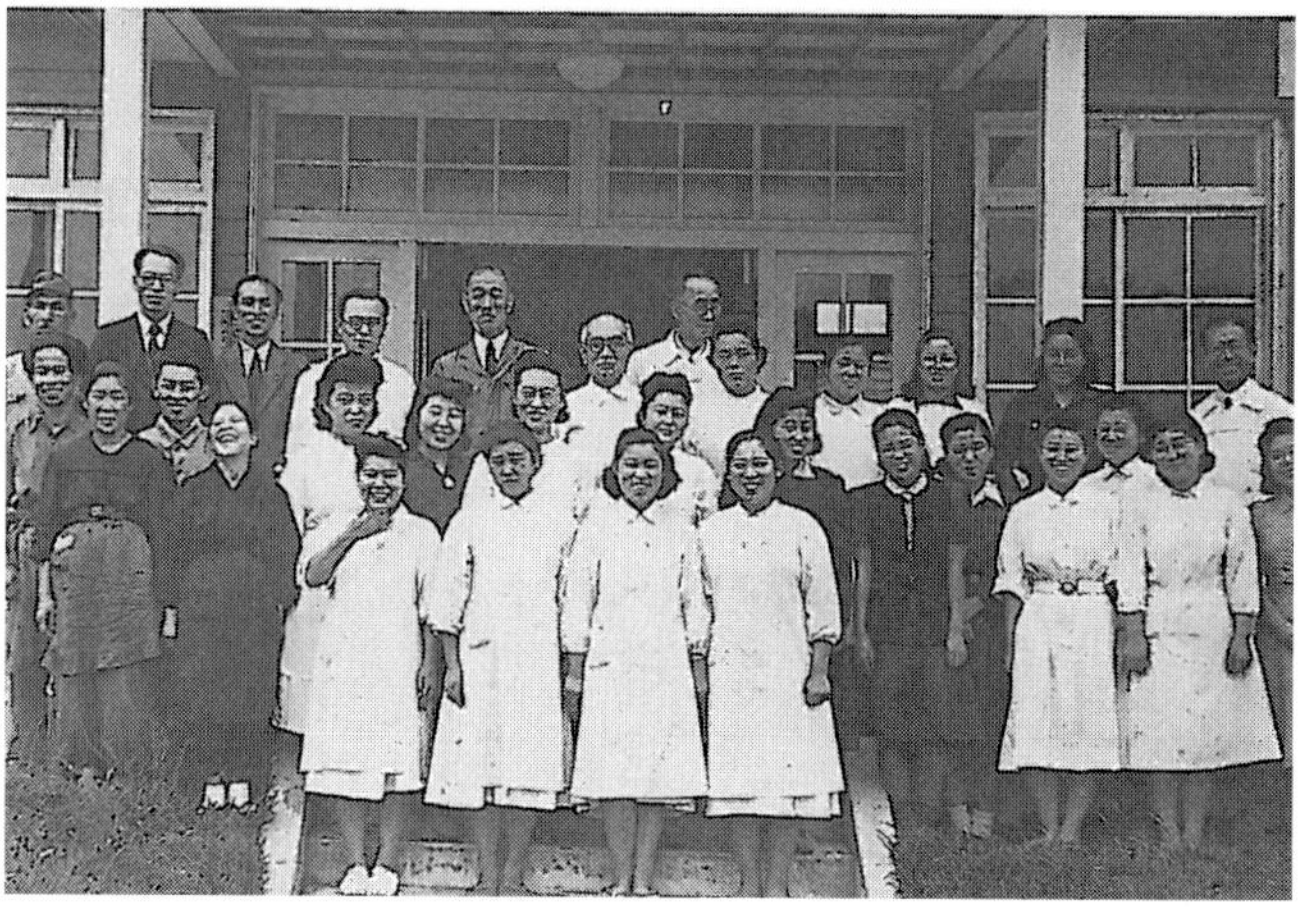

写真46　開設当時の衣笠病院スタッフ
（出典：「衣笠病院ウェブサイト」〔https://www.kinugasa.or.jp/hospital〕［現在は削除］）

キリスト教精神を基盤にして衣笠病院は誕生した。当初は四人の医師、三十五人の職員、八十床だったが、七十一年後の二〇一九年には病床数二百五十一床になった。病院創設の裏には、第四代横須賀アメリカ海軍司令官デッカーの勧めがあった。日本基督教団が日本医療伝道の一端として、冒頭の理念を掲げた（写真46）。

翌一九四八年三月十日にはデッカーや横須賀市長が列席して盛大な献院式が挙行された。デッカーは前にも名前を出した軍人だが、文官の才能があったようだ。海軍の海仁会病院を実績がある修道会に任せ、聖ヨゼフ病院に作り直させて、ほかにも五〇年四月に旧海軍工機学校跡地にキリスト教教育を実践する横須賀学院中学校・高等学校を作った。そのため学校は基地に隣接している。

財団法人設立にあたり、厚生大臣への申請書にも日本基督教団の病院経営方針としてキリスト教主義によって愛の原理に基づいて経営をすると明記した。その方針のもと、公衆衛生部を設けて衛生相談や乳幼児健康相談、母親教室をおこなっていた。また産科では中古車を購入して三浦半島一帯の産科患者の分娩に協力していた。一九五二年には社会福祉法人になり、無料低額診療事業をおこなう病院になった。

衣笠病院そばの栄町の光心寺[6]には、一九一四年八月四日に横須賀海軍工廠で竣工し、四二年十一月十三日の第三次ソロモン海戦で沈没した軍艦・比叡の鎮魂碑がある。この寺は横須賀造船所内にあったが移転してきた。そのため寺には、一八八一年に造船所の技術者養成学校である黌舎《こうしゃ》の学生が西洋計測器を使用して作った「横須賀海軍造船所全図」が保管してある。ちなみに「黌」には学校という意味がある。日本の造船所のいちばん古い地図である。

その光心寺から少し離れたところに、大明寺[7]がある。日蓮上人が米が浜に上陸したときに、龍本寺[8]境内に三浦法華堂を建てた[9]。手狭でそれが衣笠に移転したのが大明寺で、江戸時代初頭は日蓮宗の不受不施《ふじゅふせ》派の拠点の一つになった。不受とは法華信者以外の布施を受けないこと、不施とは法華信者以外の供養を施さないことで、江戸時代に幕府から弾圧を受けたが、その後寺は変化して「不受不施派」ではなくなり江戸幕府公認になった。後述するが、調べてみると江戸時代の横須賀は門前観光地で寺がいくつもあったのだが、軍事基地が拡張して内陸部に移転させられたとわかる。

衣笠病院もいいことばかりではなかった。一九六〇年一月六日に病院が火災を起こし、痛ましい十六人の犠牲者を出した。そのときに「青嶋ミチヨ看護婦は救助のため火中から数回に亘って五名の新生児を救出したうえ、更に火中のなかに引き返したが力つきて二児と共に殉職しました[10]」とある（写真47）。

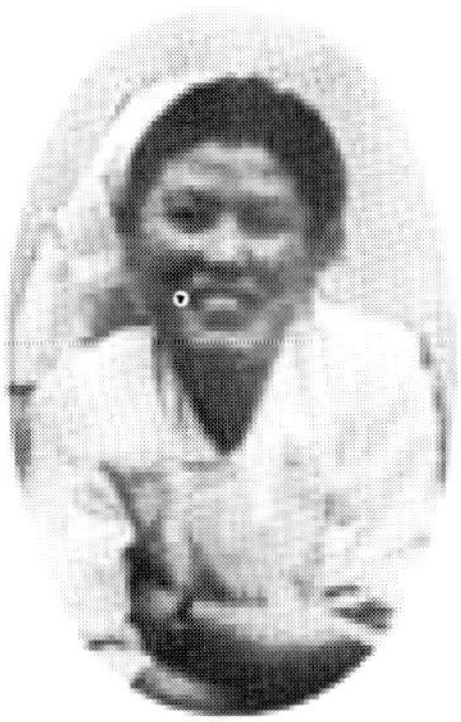

写真47　青嶋ミチヨ看護師
（出典：病院広報誌「衣笠」2017年9月号、衣笠病院、2ページ）

その後復興に取り組み、それまでの成果が評価され大きな追い風が吹いた。アメリカやカナダのキリスト教会からの支援金三万ドルに加えて、神奈川県や横須賀市からも助成を受けた。アメリカ軍の第四代横須賀司令官デッカーは引退してから回顧録を書いたが、横須賀学の会[11]が訳し、二〇一一年に『黒船の再来』[12]という書名で出版した。着任したときは大佐でそう呼ばれることが多いが、その後昇進を待ちわびて少将になったと本に書いてある。

歴史学で重要なのは、当時書かれた一次資料と現地調査だ。デッカーは、いまでいえば三浦半島の大統領ともいえ、あらゆる権限が彼に集中していた。連合国軍最高司令官ダグラス・マッカーサーは、一九四五年九月に対日管理方針、十月に日本民主化指令を出した。デッカーはそれに基づいて行動した。

デッカーは横須賀着任直前、シアトルの古い戦艦三隻の司令官をしていた。それがよかったのだろう。最初の三人の横須賀の司令官は太平洋を戦って上陸し、戦闘の興奮がまだ冷めていなかった。デッカーが横須賀基地に赴任したときに、ファイルから前司令官の手紙が出てきた。そこには「基地を爆破して全員を米国へ帰還させようと提言[13]」とあった。だが結局、横須賀を再建して得したのはアメリカ軍だ。アジアで空母を修理できるところはほかにない。

デッカーは病院を作り直し、日本軍が手に入れたがった重要軍事物資のペニシリンをばらまいた。アメリカ軍は前線までコーラを運び、機関銃を撃ちながらペニシリンを注射して戦っていた。それに対して、日本軍は単発銃を背負い、泥水をすすり、感染症で亡くなっていった。

さいか屋（横須賀のデパート）には商品が少ない[14]とか、海軍施設の周りの二メートル四十センチの壁を壊した[15]という話が回顧録に書いてある。日本海軍はＪＲ横須賀駅あたりに高い塀を作り、港を見えないようにしていた。そこで壁の取り壊し式を盛大にやったらしい。ブルドーザーで壊していくと、海に浮かんでいるアメリカ軍艦隊が現れるという趣向で、デッカーは心理学の素養もあったようだ。

「民主主義はキリスト教で[16]」とデッカーは書いている。彼が素晴らしいのは柔らかい発想力をもち、「私はプロテスタントだが、カトリックの組織には尊敬を覚えた[17]」と中立性があるところだ。聖ヨゼフ病院の誕生は「旧日本海軍将校数人が（略）乗っ取り、不法に売ろうとしているとの報告を受けた[18]」からだ。病院は当時安宿になっていた。「民間病院に作り直してほしい[19]」と従軍牧師[20]に言い付けた。

その流れで一九四七年八月一日、衣笠分院の病舎を引き継いで衣笠病院は開設された。デッカーはある宗派だけに肩入れすることなく、いろいろな宗派と団体を受け入れた。そして「医療部は横須賀にある十三の病院で（略）施設の集中化などの改革を推し進め[21]」た。

デッカー自身の印象に残っているのは、横須賀の子どもたちがおこなった「デッカー大佐ありがとう」式典と、続いておこなわれた「日本プロテスタント医療伝道会衣笠病院、一周年記念祝典[22]」だったとある。「衣笠病院の概要[23]」も書いてあり、自分の仕事を楽しんでいたようだ。

対照的な事例が歴史にある。豊臣秀吉の文禄・慶長の役で日本軍が朝鮮半島の南部に築いた城が多数あり、それを現地の人は倭城[24]と呼んだ。加藤清正たちが築いた日本式の城も、そのまま残っている。見てみると倭城は大陸の城と大きく違う。日本の城は主に戦闘員や武士だけが立てこもって戦うが、大陸の城は町全体を取り囲む。民族同士の戦いになり、虐殺されるか奴隷になるからだ。しかも日本の城は直角の石垣だが、大陸は沖縄も含めて曲線だ。『蔚山城籠城図』（図29）が描いているのは、加藤清正が大群に取り囲まれているところで、真ん中が倭城だ。

倭城は半島の南側の日本に向いた地域に作られたが、国内の城とも異なり海上輸送の補給基地がほとんどで、海や河川の近くに作られて港をもっ

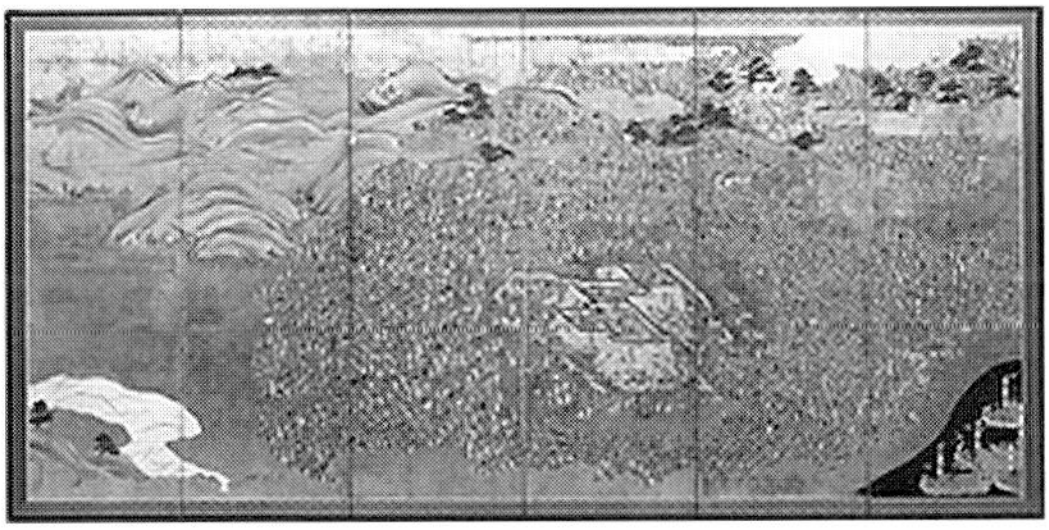

図29 『蔚山城籠城図』
（出典：「文化遺産オンライン」〔https://bunka.nii.ac.jp/heritages/detail/147207〕［2019年12月9日アクセス］）

ている。そのため山上の城と、ふもとの港をつなぐ登り石垣、すなわち竪石垣という通路を作った。細い道の両側に石垣を積んで防御したが、敵の横への移動も防いだ。

多数の倭城をみてみると戦国時代終盤で、実際に激しい戦闘もおこなわれたので、縄張りは複雑で高度だ。ただし短時間で作ったので、石垣の積み方が乱雑なところも多い。そして撤退するときは石垣の角の石を壊した。二〇一六年の熊本地震[25]の際に熊本城の「奇跡の一本石垣」が有名になったが、この石垣の隅が要石であることの証拠になっている。ここを破壊しておけば、自然に石垣は倒壊していき、わずかな労力で破城することができる。

また文禄・慶長の役をみると、その後に起こった関ヶ原の合戦が理解できる。例えば脇坂安治は最初は豊臣方につき、小早川秀秋に備えて朽木元綱、小川祐忠、赤座直保らとともに配置されていた。だが小早川隊が大谷吉継隊を攻撃すると寝返り、徳川方について幕末まで生き残った。

安骨浦《アンゴルポ》倭城[26]は脇坂安治、九鬼嘉隆、加藤嘉明が守ったが、三つの独立した曲輪[27]があり、一つの城に天守閣が三つある。海賊や水軍大名として名高い九鬼、早い時期から秀吉についた脇坂、子飼いの加藤の仲がよくなかったことがわかる。しかも脇坂は補給路を断たれた責任を取らされて失脚した。このあたりが関ヶ原の合戦の伏線になっていると思われるが、恐ろしいのは関東移封を口実に国内にとどまって関東を開拓した徳川家康だ。征服戦争には参加はしなかったが情報を集め、武将の心の内をのぞいて裏切らせた。——倭城についてあまり知られていないように、文禄・慶長の役の分析が少ないのではないかとふと思った。

占領したそれぞれの港を支配した点では、デッカーも日本の武将も同じだった。文禄・慶長の役では武力で制圧し、ベトナム戦争のアメリカ軍と同じで、現地でゲリラ戦が盛んになったために港を確保しただけだった。いまのような近代国家と違い、当時の半島も身分制度があり、様々な矛盾が生じていた。デッカーだったら別の政策を取り、現地の民衆の心をつかんだかもしれない。時代背景が大きく異なるが、太平洋戦争を戦ってきた前の三代の司令官が長く横須賀を統治したならどうなったかを文禄・慶長の役は示唆しているように思う。

まったくの偶然のようだが、朝鮮戦争直前にデッカーは退役した。「実をいうと私は日本にいたかった」[28]。彼の退役が特例として延びなかった理由はよくわかる。うまくやりすぎて横須賀は復興し、彼に用がなくなったのだ。直後の戦争で横須賀が重要な補給基地になったことにも見て取れる。また病院施設の充実は、結果的に朝鮮戦争の傷病兵送還の後詰めとして、大きな役割を果たしたのだ。

注

(1) 衣笠病院：神奈川県横須賀市小矢部二丁目二三番一号
(2) 衣笠病院ウェブサイト（http://www.kinugasa.or.jp/hospital/principle）［二〇一九年十二月九日アクセス］
(3) 「衣笠」第四百六十四号、衣笠病院、二〇一七年、四ページ
(4) 吉川英治『宮本武蔵』全六巻、大日本雄弁会講談社、一九三六—三九年
(5) 吉川英治記念館：訪問日は二〇一八年九月二十三日。
(6) 光心寺：神奈川県横須賀市衣笠栄町一丁目五一番
(7) 大明寺：神奈川県横須賀市衣笠栄町三丁目七七番
(8) 龍本寺：神奈川県横須賀市深田台一〇番
(9) 三浦法華堂を立てた：寺内の立て看板による。
(10) 「衣笠」第四百六十五号、衣笠病院、二〇一七年、二ページ

（11）横須賀学の会：ウェブサイトによると二〇一一年当時の代表は大橋祥宏、七十五歳。その後は活動が休止している様子。

（12）ベントン・W・デッカー／エドウィーナ・N・デッカー『黒船の再来――米海軍横須賀基地第4代司令官デッカー夫妻回想記』横須賀学の会訳、Ｋｏｏインターナショナル出版部、二〇一一年。原題は *Return of The Black Ships.*

（13）同書一四ページ

（14）同書六一ページ

（15）同書七九ページ

（16）同書一一八ページ

（17）同書一一九ページ

（18）同書一一八ページ

（19）同書一一九ページ

（20）従軍牧師：軍隊内部で牧師として活動する軍人、軍属。正教会やカトリック教会の聖職者として活動する軍人は従軍神父、従軍司祭といわれるときもある。

（21）前掲『黒船の再来』一八七ページ

（22）同書四〇五ページ

（23）同書四〇六ページ

（24）倭城：織豊期城郭研究会編『倭城を歩く』（サンライズ出版、二〇一四年）が詳しい。

（25）熊本地震：二〇一六年四月十四日二十一時二十六分以降に熊本県と大分県で相次いで発生した地震。

（26）調査日は二〇一八年十月二十日。小西行長が長期間にわたって駐屯した熊川倭城から東南へ直線距離で約五キロほど、城壁の長さ五百九十四メートル、高さ四メートルから七メートル、城内の面積は約一万六千五百二

十九平方メートル（約五千坪）。住所は산27 Angol-dong, Jinhae, 창원시 Gyeongsangnam-do.

（27）曲輪：城の内外を土塁や石垣、堀などで区切った区域の名称。

（28）前掲『黒船の再来』五八四ページ

羽田空港駅の引き上げ線、国立病院機構久里浜医療センター

京浜急行電鉄の社長が羽田空港国内線ターミナル駅に「二百mの引き上げ線[1]」を設置すると発表した[2]。引き上げ線とは一時的に電車を入れておく線路のことで、車庫と考えてもいい。羽田ターミナル駅は終点だから、到着した電車をいったん入れておけば適宜増発することも可能だ。引き上げ線は、京浜急行の泉岳寺と地下鉄三田駅間にもある。日中は気がつかないが、早朝はそこに電車が止まっているのが見える。朝、泉岳寺駅にひと晩引き上げ線にいた電車が出てきて始発になる。停まっている車両はいろいろで、運行の都合で前夜のうちに準備されている。このような余裕があれば、朝の通勤で混むときに、折り返し運転以外に増発ができる。電鉄会社は三浦半島から羽田や川崎の都心側に重心を移しつつある。

三浦半島の病院で忘れてはならないのは、国立病院機構久里浜医療センター[3]だ。一九四一年六月一日、横須賀海軍野比分院として開院し、四二年に野比海軍病院になった。四五年十二月一日、国立久里浜病院になり、六三年七月、国立医療機関として初のアルコール専門病棟を作った。二〇〇六年四月に医療観察法病棟を設置、〇八年十月に二棟目の医療観察法病棟を増設した。そして一二年四月一日、国立病院機構久里浜医療センター（以下、センターと略記）になる。

センターは背後に山があり両側は道路になっている。病院全体はきわめて閉鎖的な地形で、半島から二つの橋でつながった小島のようだ。センターの重要な仕事の一つは、二〇〇三年制定、〇五年施行の「心神喪失等の状態で重大な他害行為を行った者の医療及び観察等に関する法律」（以下、医療観察法と略記）の患者を入院させていることである。

幻覚や妄想などによって、ごく例外的な精神障害者が心神衰弱状態で、意図せず犯罪にふれてしまう。相撲でいえば勇み足なので触法患者という。明治時代に呉秀三という精神科医が日本に精神医学を持ち込んだときに、すぐさま精神病者が犯罪にふれたのかを診断する鑑定業務を開始している。

日本で最初の鑑定例は、福岡県のある村で約三十件の放火と数件の窃盗を起こし、一八九二年七月に死刑判決を受けた力松という男性だ。生後一カ月で、高熱、けいれん、眼球上転などを起こしていて、脳炎に基づく精神発達遅滞という鑑定[4]で、無期懲役に減刑されている。それまでは江戸時代から明治の初期まで、精神障害者にも健常者と同じ刑が施行されていた。

戦後に殺人や重大な傷害、放火をおこない、刑法三十九条の心神喪失によって不起訴または無罪判決になった場合は、それまで「精神保健及び精神障害者福祉に関する法律」第二十九条による「措置入院制度」、いわゆる強制入院が適用された。しかしその場合、治療をして症状が消えて他害の恐れがなくなったら、すぐに退院させなければならない。その後、再び同じような症状が出現した場合には対応できなかった。つまり治療してよくなったからといっても病識、つまり自分が病気だという自覚症状がなく、薬を飲まなかったりして治療後に再発したとき、どうするかという問題が残っていた。

大きな事件が起きないとこういう制度は前に進まない。池田小学校事件[5]の元死刑囚に措置入院歴があったことがきっかけになり、国会でプロジェクトチームができて法整備に向けて急速に動きだした。その提案を

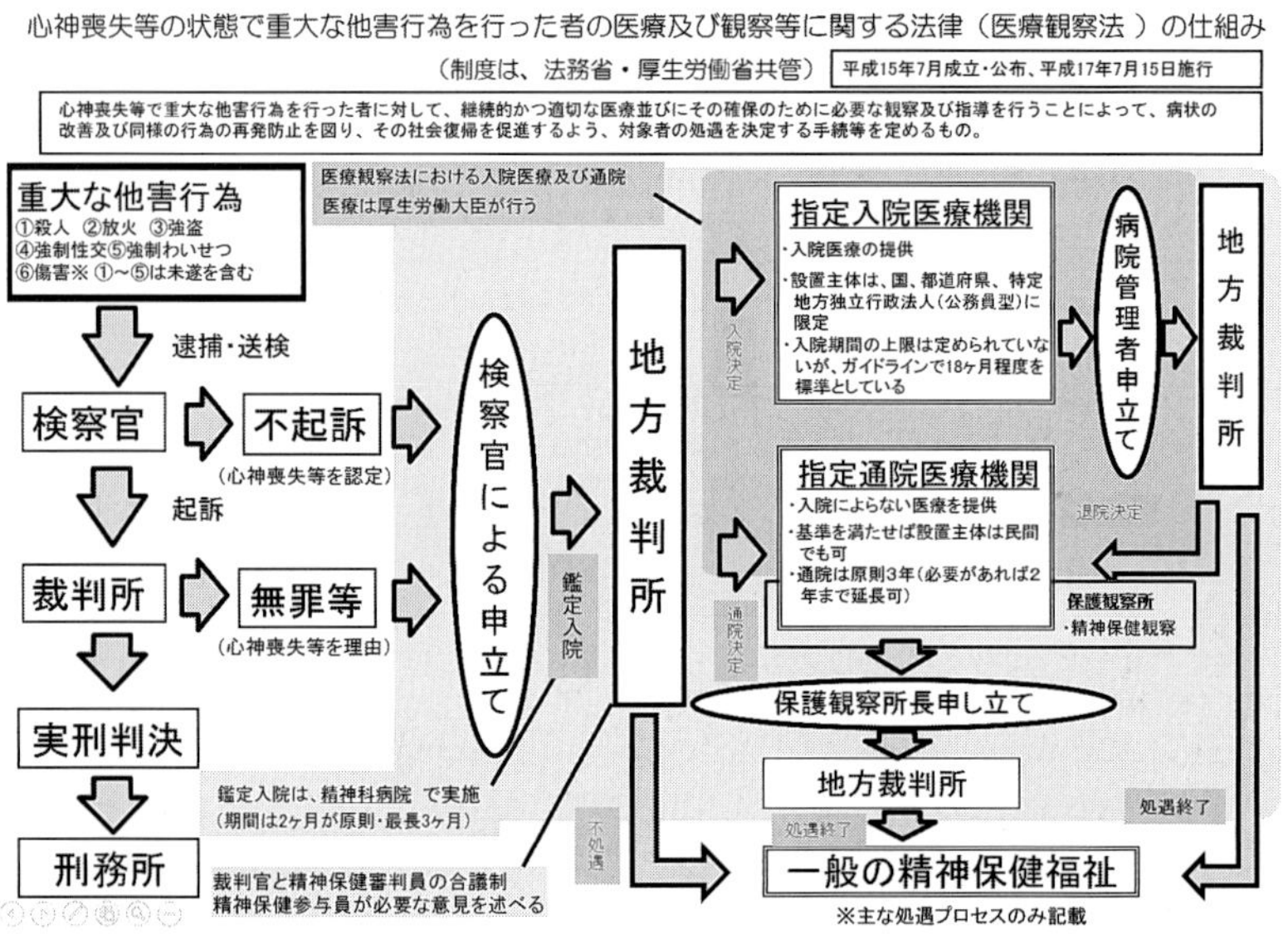

心神喪失等の状態で重大な他害行為を行った者の医療及び観察等に関する法律（医療観察法 ）の仕組み
（制度は、法務省・厚生労働省共管）
平成15年7月成立・公布、平成17年7月15日施行
心神喪失等で重大な他害行為を行った者に対して、継続的かつ適切な医療並びにその確保のために必要な観察及び指導を行うことによって、病状の改善及び同様の行為の再発防止を図り、その社会復帰を促進するよう、対象者の処遇を決定する手続等を定めるもの。
重大な他害行為
①殺人 ②放火 ③強盗
④強制性交⑤強制わいせつ
⑥傷害※ ①～⑤は未遂を含む
逮捕・送検
検察官
不起訴
（心神喪失等を認定）
起訴
裁判所
無罪等
（心神喪失等を理由）
実刑判決
刑務所
検察官による申立て
鑑定入院
鑑定入院は、精神科病院 で実施
（期間は2ヶ月が原則・最長3ヶ月）
裁判官と精神保健審判員の合議制
精神保健参与員が必要な意見を述べる
医療観察法における入院医療及び通院医療は厚生労働大臣が行う
地方裁判所
入院決定
指定入院医療機関
・入院医療の提供
・設置主体は、国、都道府県、特定地方独立行政法人（公務員型）に限定
・入院期間の上限は定められていないが、ガイドラインで18ヶ月程度を標準としている
病院管理者申立て
地方裁判所
退院決定
通院決定
指定通院医療機関
・入院によらない医療を提供
・基準を満たせば設置主体は民間でも可
・通院は原則3年（必要があれば2年まで延長可）
保護観察所
・精神保健観察
保護観察所長申し立て
地方裁判所
処遇終了
処遇終了
不処遇
一般の精神保健福祉
※主な処遇プロセスのみ記載

図30　医療観察法の仕組み
（出典：厚生労働省「心神喪失者等医療観察法」〔https://www.mhlw.go.jp/bunya/shougaihoken/sinsin/gaiyo.html〕［2019年1月25日アクセス］）

受けて、二〇〇二年三月十五日に与党案を基礎にした「医療観察法」の案が閣議決定された。心神喪失で重大な他害行為をおこなった者について、裁判官と精神保健審判員（精神保健指定医）の会議で審判をおこない、一定期間の入院や治療させることを含めた処遇を決定する医療観察制度を規定するという法律だ（図30）。

当時精神科はこの法律で大きく揺れた。いちばんの問題点は、大きな他害事件を起こした障害者を、再び同じことをする危険性があるからといって、予防して拘禁することのよしあしだった。将来それを拡大解釈し、国家にそぐわない考えの人や政治犯も隔離・拘束する危険性があるためだ。しかし時は流れ、そういった論議も下火になった。いまのところ法律がうまくはたらいているのだろう。最後にセンターのウェブサイトから必要なところを抜き出した。

医療観察法病棟（しおさい病棟・なぎさ病

棟）

久里浜医療センターは国により指定を受けた指定入院医療機関であり、医療観察法に基づき、入院医療の提供を行う専門病棟です。自然の光や風を取り込むなどのアメニティーを確保する一方、玄関は電気錠による二重扉構造とするほか、二十四時間体制の警備員を配置するなど、国のガイドラインに基づいた高い安全管理とセキュリティ対策を採っています。病室は全て個室で、対象者のプライバシーに配慮した病棟構造になっています。(6)

注

（1）小林拓矢「京急羽田空港駅、線路２００m延伸で何が変わる？ ダイヤの可能性を広げる「引き上げ線」の役割」「東洋経済 ONLINE」二〇一九年一月五日（https://toyokeizai.net/articles/-/258174）［二〇一九年一月二十三日アクセス］
（2）発表した日は二〇一八年十一月。
（3）国立病院機構久里浜医療センター：神奈川県横須賀市野比五丁目三番一号
（4）呉秀三『精神病鑑定例』第一集、吐鳳堂書店、一九〇三年
（5）池田小学校事件：二〇〇一年六月八日に大阪府池田市の大阪教育大学附属池田小学校で発生。
（6）国立病院機構久里浜医療センター「医療観察法病棟」（https://kurihama.hosp.go.jp/hospital/section/iryoukansatsu.html）［二〇一九年五月二十九日アクセス］

歴史のもしも……、汐入メンタルクリニック

歴史にもし（if）はないが、横須賀にアメリカ軍が戦後こなかったらどうなっていただろうか。それがわかる場所がある。房総半島の先端で戦前は軍都と呼ばれた館山だ。そこを中心に、房総半島全体を何度か歩いた[1]。現在も海上自衛隊基地があるので、ちょうど横須賀にアメリカ軍がいない状態とよく似ている。だが大きく違うのは海上自衛隊といっても航空基地で、港は漁船がほとんどだ。その理由はジェット船で館山までいってよくわかった。

浜松町で切符を買うときに都内は晴天で風もないが、帰りは波が荒いので欠航するかもしれないと何度も念を押された。房総半島のほうが三浦半島よりはるかに大きい。三浦半島の先から東京湾を出ると、風が強く波も荒くなり調査中もずっと強風だった。横須賀が港としてどんなに恵まれているかを実感した。

横須賀に汐入町があるように、館山には汐入川という二級河川[2]がある。同じ名前の川は日本全国にあるよ[3]うで、満潮のときに海の水が川に流入することからこの名前が付いたのだろう。ちなみに、世界には海水が大規模に逆流する大河がある。中国の杭州湾に注ぐ銭塘江《せんとうこう》やアマゾン川を逆流するポロロッカが有名である。ポロロッカは現地語で「大騒音」を意味する。

一九三〇年四月一日にできた横須賀中央駅隣の汐入駅は最初、横須賀軍港駅という名前だった。四〇年十月一日に、軍施設の所在が明らかになるため横須賀汐留駅と改称され、のちに汐入駅になった。東京の新橋駅のそばにも汐留という地名があるが、それは埋め立て地を指す。

汐入という名前が横須賀と館山にあるのは、拡張の過程で同じような地名の場所を偶然選んだためかもしれない。だが軍事基地を作るために大規模な埋め立てと干拓の地に選ばれたのが、手付かずの沼地や低湿地だったからだろう。汐入川から少し離れた海岸沿いの地名は「沼」である。館山にそのようなところが明治や大正にまで残されていたのは歩くとすぐわかる。『南総里見八犬伝』[4]で有名な小高い館山城の東に汐入川は位置し、沼という地名は城の西側に広がる。江戸時代の城は河川、沼と海の間に浮いていて、それが防御線になっていた。その点は寒村だった横須賀と成り立ちが大きく異なる。

横須賀汐入町に汐入メンタルクリニック[5]はある。これまで病院を挙げてきたが、大規模デイケアをもっているメンタルクリニックをここでは取り上げよう。その昔、精神科は人里離れたところに作られる傾向があったが、いまは山を下りて街に入った。その典型が汐入メンタルクリニックだ。背景にはいろいろなことが考えられる。

①統合失調症に対する薬であるメジャートランキライザーの進歩。昭和の時代は薬の副作用で手が震えていたり、立ったり座ったり落ち着きがない人が多かった。現在そのような人は見かけない。副作用が劇的に減少したからだ。

②薬の剤形が増えた。飲み物に混ぜることもできる液剤、口のなかで溶ける口腔内崩壊錠、一度注射すると二週間から一カ月間体内で徐々に溶け出すデポ剤など、選択肢が増えた。

③民間施設も増えた。例えば二〇一八年末に見学にいった若松福祉会ギャロップの喫茶店のし〜ま茶房[6]では、

ランチとコーヒーをごちそうになった。驚いたことに栄養士がいるという。ここは松沢病院栄養科にいた鈴木芳次と看護科の浦野シマが設立した。鈴木芳次は呉秀三／樫田五郎『精神病者私宅監置の実況』(7)を再発見した人で、浦野シマも精神科看護の先達である。

汐入メンタルクリニックの精神科デイケアでは、様々なリハビリテーションプログラムをおこなっている。ウェブサイト(8)からいくつか拾ってみる。

○季節の手工芸。
○デコパージュ。紙の絵を切り抜いて家具などに張り付けてニスを塗って仕上げる。
○オーブン粘土。ポリマークレイというオーブンで焼いて固める粘土のこと。
○グラスアート。土台に一枚のガラスを使用してステンドグラスのようなものを作る。
○クッキング。現在はコンビニエンスストアの弁当などがあるが、食中毒を恐れて揚げ物や焼き物が多いので栄養が偏る。また精神病患者は味覚が鈍麻して、コーヒーに砂糖を何杯も入れ、糖尿病の予備軍になることもあるので、料理指導は重要だ。精神科デイケアのプログラムの一環として就労支援プログラムもおこなっている。

館山の航空隊基地は関東大震災で隆起した浅瀬を埋め立てて建設された。そのときに陸地とつながった沖ノ島があり、地形的に横須賀の猿島に似ている。館山湾周辺の地形とハワイの真珠湾の地形は似ていたので、ここで訓練を積んで開戦に備えたという。

本土決戦になった場合、アメリカ軍侵攻の候補地の一つを九十九里浜やその周辺の砂浜と考えていたので、房総半島は戦争遺跡も多い。半島は山が険しく、江戸時代は舟でしかいけなかった入り江に村が転々とある。そこに敗戦間近に、特攻艇・震洋、潜航艇・海竜・蛟竜、人間魚雷・回天、特攻機・桜花などの秘密基地ができた[9]。

館山海軍航空隊の司令部である赤山地下壕跡がかなり広いのには驚かされる（写真48）。飛行機を敵襲から守る掩体壕も道の傍らにポツンと残っている（写真49）。カモフラージュのためなので、基地から少し離れて、厚いコンクリートで飛行機の形に合わせている。

日本の降伏後、一九四五年八月三十日には、二百三十五人のアメリカ軍海兵隊が先発隊として初めて日本の館山に上陸した。その場所を訪ねてみたが、看板が立っているだけだった。同年九月三日から四日間、アメリカ軍が本土で唯一（ほかは沖縄県）の「直接軍政」を敷くほど、軍都館山を重要視していた。

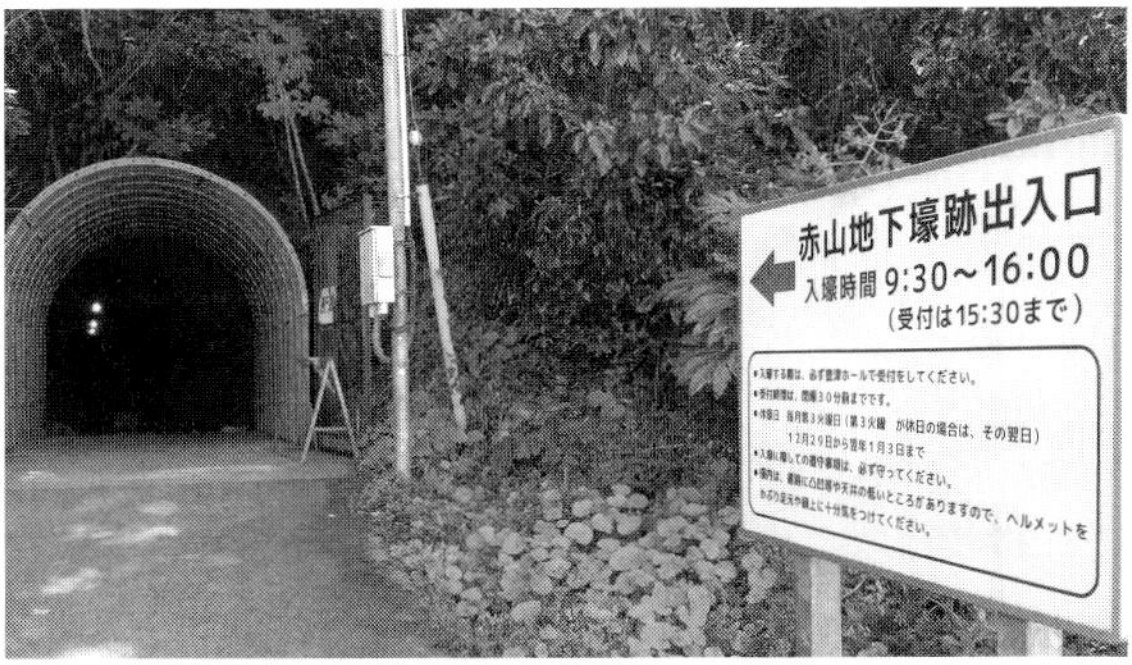
赤山地下壕跡出入口
入壕時間 9:30～16:00
（受付は15:30まで）
写真48　赤山地下壕（筆者撮影）

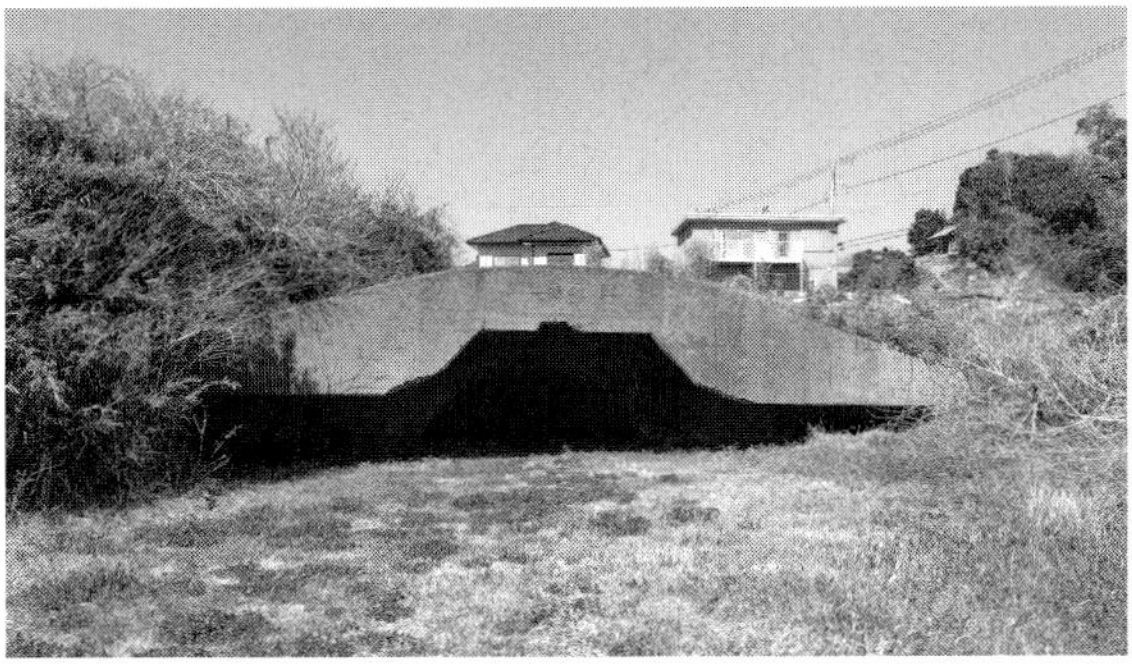
写真49　掩体壕（筆者撮影）

本章の冒頭に対する結論をまとめよう。アメリカ軍が横須賀を基地として再利用しようと思わずに、激しく攻撃破壊し戦後復興させず進駐もしなければ、館山のようになっていたのだろう。基地があるのが艦船か航空隊かの違いはあるにせよ、館山を歩いたが大変静かな街なのが印象的だった。どちらがいいかではなく、それが歴史のｉｆの現実のようだ。

注

（1）調査は二〇一九年二月二十七日に鋸南町保田、二月二十三日、三月二十日、二十一日に勝浦、三月十三日に館山で実施した。
（2）二級水系：都道府県知事（都道府県）が指定管理する。より重要な水系は一級水系とされ、原則として国の管理下に置かれる。沖縄県だけは例外。
（3）日本全国にある：兵庫県姫路市、岡山県倉敷市、愛媛県宇和島市、福岡県遠賀郡岡垣町、長崎県佐世保市など。地名も横浜市鶴見区、山口県下関市などにある。
（4）『南総里見八犬伝』：江戸時代後期、曲亭馬琴（滝沢馬琴）が書いた長篇読本。一八一四年から四二年まで二十八年をかけて完結。全九十八巻、百六冊。
（5）汐入メンタルクリニック：神奈川県横須賀市汐入町二丁目七番一号、山下ビル二・三階
（6）し〜ま茶房：創設者の浦野シマから名前をとった。東京都府中市若松町一丁目九番一号
（7）呉秀三／樫田五郎『精神病者私宅監置の実況』内務省衛生局、一九一八年
（8）汐入メンタルクリニック「デイケアプログラムについて」（http://www.shioiri-mental.jp/）［二〇一九年五月二十九日アクセス］
（9）安房文化遺産フォーラム『館山まるごと博物館——見る・歩く・学ぶ・集う　安房国再発見！』安房文化遺産フォーラム、二〇一四年

江戸時代の横須賀、横須賀市救急医療センター

江戸時代の横須賀はどのような様子だったのだろう。本を読んでも資料が乏しく、寒村だったという記述が多い。オーラルヒストリーが歴史学ではずいぶん前からクローズアップされている。口承の記録や当事者への聞き書きによる歴史記述である。

横須賀が少し出てくる落語がある。「大山参り」だ。大山は雨乞いで有名な神奈川県の山で、江戸時代に集団参拝する風習があった。落語の特殊性は、基本形が師匠から弟子へマンツーマンの口伝えで伝わっていき、それに個人が独自のアレンジをする点にある。そのため、伝承文学としての正確性が高い。

「大山参り」は狂言の「六人僧」をもとに作られ、上方落語では「百人坊主」という名前で伊勢参りにいくという内容になっている。「大山参り」では酒癖が悪い男が帰りの品川宿で暴れ、頭を丸坊主にされ置き去りにされる。仕返しに男は江戸へ先回りをして、旅の仲間は船が沈んでみんな死んだ、俺もこのとおりに頭を丸めたとだまし、女房連中も供養のためといって坊主にする話だ。

ホラ話のなかで「ここまできたんだ、ちょいと足を伸ばそう、舟でもって横須賀に上陸《あが》って、米ケ浜《よねがはま》のお祖師《そし》様〔日蓮の尊称：引用者注〕をお参りして帰《けえ》ろうじゃないか」と出てくる。さらに「烏帽子島《えぼしじま》の手前の

方をいきゃよかったんだが、烏帽子の向こう側へ出たんだ」と、いまは埋め立てられ、頭を削られた烏帽子島まで丁寧に出てくる。夏島の横にあった烏帽子島跡の碑は、いまも道端にある。日家作と伝わる日蓮三十二歳の像を祭る龍本寺、すなわち「米ヶ浜のお祖師様」は有名で、寺内の案内板が詳しい。そこから引用する。「建長五年（一二五三）五月、日蓮聖人は布教のため、鎌倉へ旅立ち（略）房州・西海岸の南無谷から船出」したが難破しそうになる。聖人が題目を唱え、無事に猿島に着く。日蓮も難儀したように、大山参りのような難破話が、江戸時代には実際あったのだろう。

一匹の白猿が近づいてきて（略）陸の方を指しました。（略）指示した岬へ向かいましたが、ひどい遠浅の浜で（略）すそをからげて船に近づき、聖人を背負うて、此《こ》の岸辺にお連れした人がありました

（龍本寺境内の案内板から）

遠浅の砂浜は埋め立てられ米ヶ浜の名前だけが残った。日蓮を背負った石渡左衛門尉が足をけがしたので、聖人は題目を唱えて浜のサザエの角をなくした。アワビとサザエは龍本寺の霊宝になったくらいで、岩場が多い地形なのでよく採れた。新鮮な近海の小魚とあわせ、旅のごちそうだったのだろう。

埋め立て事業は明治から何度かの波があり、直近の事業でできた埋め立て地に横須賀市救急医療センターは移転した。住所の新港町がそれを表している。

一九七七年六月一日に、田戸台にあった旧横須賀市医師会館内に横須賀市救急医療センターが開設された。その後八〇年四月一日に三春町の国道沿いに新築・移転し、夜間・休日などの急患の診療に当たった（写真50）。

二〇〇五年からは指定管理者制度によって横須賀市の横須賀市医師会が管理運営に当たった。一四年四月一日、新港町に新築・移転して内科・小児科・外科の夜間などの急患に対応している。このときに田戸台にある横須賀市医師会館も、新設した救急医療センター二階に移転した。

新センターは新港地区の合同庁舎や裁判所、警察署などが並ぶ「官公庁ゾーン」の一角にあり、面積は一・六倍、待合スペースも二倍以上になった。救急の搬送口も用意され、感染症対策の隔離室や点滴室、授乳室も備えて救急車専用の出入り口もある。駐車場は七十台分を確保した。市医師会会員が輪番で内科・小児科・外科診療に当たり、平日夜間の一次救急（帰宅可能患者）を診ている。最大の特徴は補助金や委託料がなく、利用料金で運営されているわが国初の医療機関という点で、県内唯一、全国でも二カ所だけだということだ。年間平均受診者数は三万八千三百人、県内の一次救急医療施設のなかで最多で、ほぼ地域完結型の救急医療がおこなわれている。

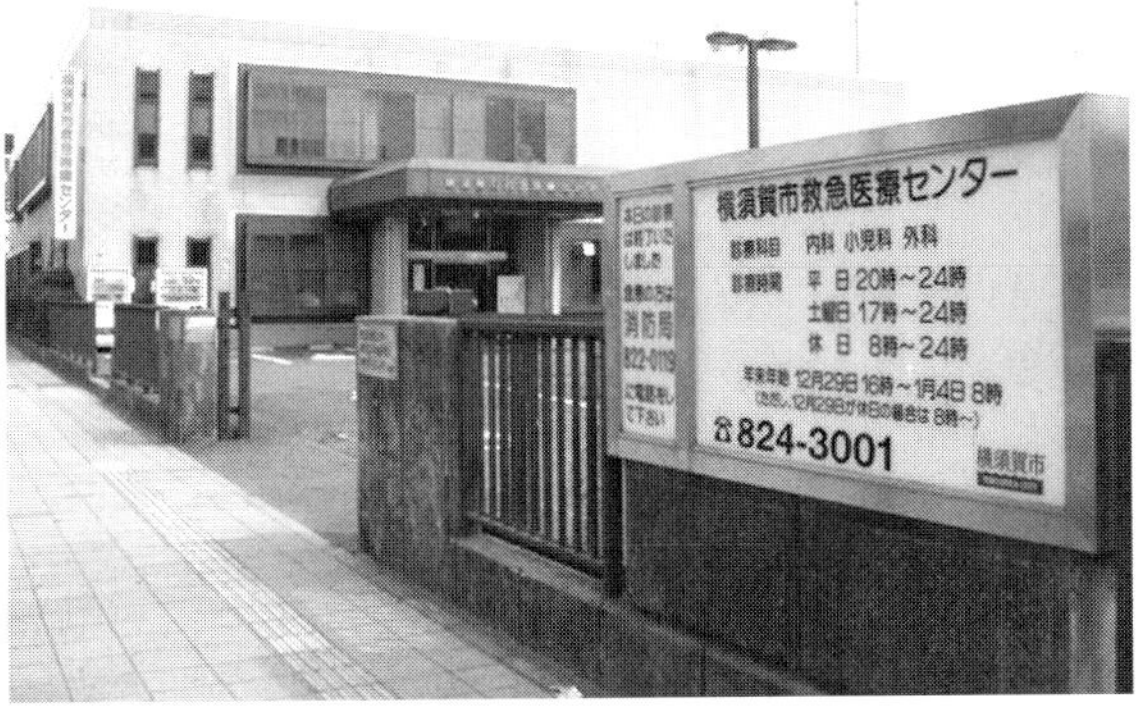
横須賀市救急医療センター
診療科目　内科　小児科　外科
診療時間　平日 20時〜24時
土曜日 17時〜24時
休日 8時〜24時
年末年始 12月29日18時〜1月4日8時
☎824-3001
横須賀市
写真50　三春町の救急医療センター

センター長は高宮小児科医院院長も兼任する高宮光医師で、父は戦後間もない頃から四十四年間ヨゼフ病院の小児科に勤務し院長と名誉院長を務めて、デッカー大佐とも付き合いがあったという。横須賀は元陸・海軍病院があり私立病院がないと前述したが、大病院と連携しながら民間クリニックが発展していったというのが正しい言い方だろう。

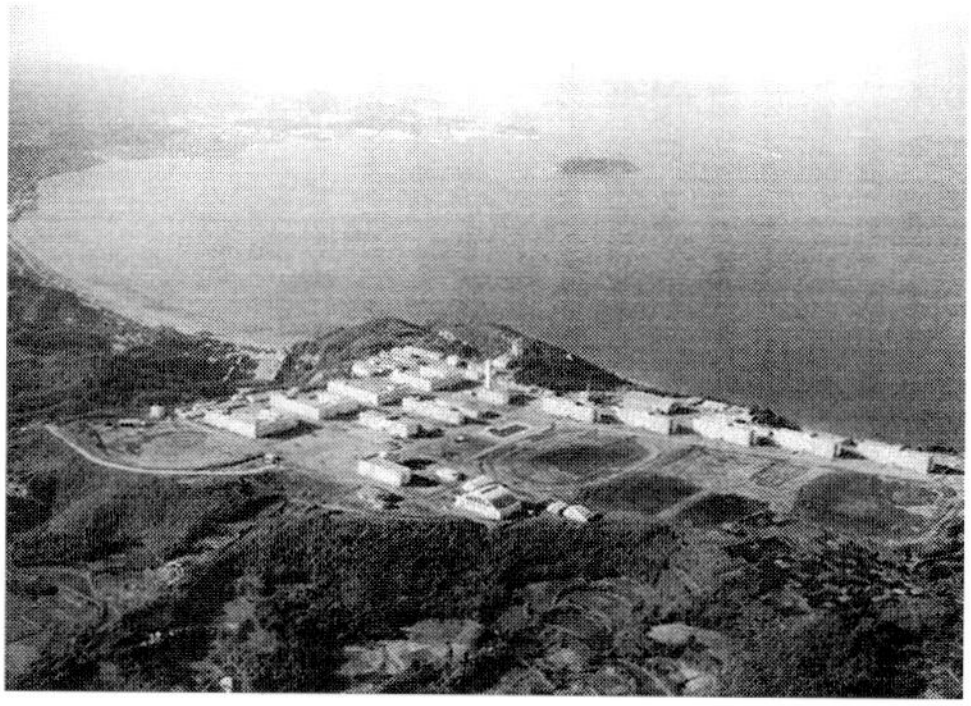

写真51　1950年代から60年代の防衛大学校
（出典：横須賀市編『新横須賀市史 別編 軍事』横須賀市、2012年）

日蓮の草庵に石渡左衛門尉などが御浦法華堂を建立し、その後寺になったが猿の古事にならい、猿海山龍本寺になった。左衛門尉は、日本の律令制下の官職の一つで、六位に当たる。この事実をそのまま受け取れば、ある程度の地位の人が横須賀に住んでいて、ただの寒村ではなかったと考えられる。

大山参りのついでに江の島を見て品川宿で遊ぶように、人々は米ヶ浜のお祖師様にいくという口実で、金沢八景を見物して磯料理を堪能した。建て前は神社仏閣にいくことが目的で、そのついでに観光・遊覧するということが重要だ。宗教上の目的があると、関所を簡単に通り抜けられる。お祖師様と八景はワンセットなのだ。神奈川宿から船でいけば日帰りで観光できる。観光船は昔もいまも漁師にとっても大変割がいい現金収入で、横須賀は江戸時代には門前観光地だったことがわかる。

東京湾の沖合に浮かぶ島々を見ながら、浦賀までは自由にいけた。その先にいけない理由は二つで、そこから先は外海で波が荒いのと、浦賀に海の番所があるからだ。江戸時代、陸の箱根関にも匹敵し、江戸湾の出入り船はすべて浦賀で積載物などの検査を受けた。そのためペリーは一八五三年七月八日、浦賀に入港したのだ。明治時代になって軍事施設ができ、お祖師参りは抑えられたのだろう。

観音崎に近い小原台は戦前は東京湾要塞地帯の一画で、一九五五年に防衛大学校が移転した（写真51）。幕末から明治時代に活躍した創作落語家・三遊亭円朝に、「松《まつ》の操《みさお》美人《びじん》の生埋《いきうめ》」という人情話がある。一八八六年に円朝が現地を取材し、「やまと新聞」にその創刊から連載された。軍都になる前の三浦半島の姿がそこにある。

小原山のなかほどへ参りますと（略）ここは一里四方、平原で人家もなければ樹木もないところでございます。見おろすとずっと、上総房州も眼下に見える。（略）青空は一点の雲もなく、月はこうこうとさえわたり、月の光が波に映る景色というものは実に凄いもので、かすかに猿島、烏帽子島、金沢なども見えます(1)

注

（1）三遊亭円朝「松の操美人の生埋」、同、鈴木行三編『圓朝全集』巻の五所収、世界文庫、一九六三年、一一八ページ。現代語訳は引用者。

［著者略歴］
金川英雄（かねかわ・ひでお）
1953年生まれ
1980年3月、昭和大学医学部卒業、84年3月、昭和大学大学院医学研究科博士課程修了
昭和大学附属烏山病院、昭和大学医学部助手を経て、1993年10月から東京武蔵野病院、2013年4月から横須賀市立うわまち病院、15年4月から関東労災病院勤務、18年7月から国立病院機構埼玉病院に勤務、19年4月に精神科外来を立ち上げ、現在、精神科部長
2002年3月に慶應義塾大学文学部卒業、帝京平成大学客員教授を経て、13年7月から昭和大学精神神経科教室客員教授
医学博士、精神保健指定医、日本精神神経学会専門医・指導医
著書に『日本の精神医療史——明治から昭和初期まで』、共著に『精神病院の社会史』（ともに青弓社）、翻訳・解説に『［現代語訳］呉秀三・樫田五郎 精神病者私宅監置の実況』（医学書院）、『［現代語訳］わが国における精神病に関する最近の施設』（青弓社）など

三浦半島《みうらはんとう》の医療史《いりょうし》　国公立病院の源流をたどる

発行———2020年1月28日　第1刷
定価———2400円＋税
著者———金川英雄
発行者——矢野恵二
発行所——株式会社青弓社
〒162-0801 東京都新宿区山吹町337
電話 03-3268-0381（代）
http://www.seikyusha.co.jp
印刷所——三松堂
製本所——三松堂

ISBN978-4-7872-3464-3　C0036